KB209410

글 고희정

이화여자대학교에서 과학 교육을 전공하고 석사 학위를 받았습니다.
중·고등학교와 대학교에서 과학을 가르쳤고, 방송 작가로 일하며 《딩동댕 유치원》,
《방귀대장 뿡뿡이》,《생방송 톡톡 보니하니》,《뽀뽀뽀》,《꼬마요리사》, EBS 다큐프라임
《자본주의》,《부모》,《인문학 특강》 등의 프로그램을 만들었습니다. 지은 책으로는
《어린이 과학 형사대 CSI》,《어린이 사회 형사대 CSI》,《토토 수학 놀이터》,
《신통하고 묘한 고양이 탐정》,《변호사 어벤저스》,《육아 불변의 법칙》,
《훈육 불변의 법칙》 등이 있습니다.

그림 조승연

홍익대학교에서 미술을 공부하고 지금은 어린이책 일러스트레이터로 활동하고
있습니다. 그린 책으로 《미래가 온다, 뇌 과학》,《미래가 온다, 게놈》,《수학 탐정스》,
《열려라, 한국사》,《방과 후 초능력 클럽》,《행복, 그게 뭔데?》,《위험한 갈매기》,
《탄탄동 사거리 만복 전파사》,《도둑왕 아모세》,《달리는 기계, 개화차, 자전거》 등이
있습니다.

감수 류정민

서울아산병원 소아전문응급센터에서 센터장으로 일하며, 순간적인 실수나 잘못된
대처로 어려움을 겪는 아이와 부모를 돕기 위해 병원 안팎에서 최선을 다하고
있습니다. 쓴 책으로는 《육아 상담소 응급》이 있으며,《구급 대장 베니와 함께하는
삐뽀삐뽀 119 어린이 안전 교실(전6권)》을 감수했습니다.

어린이 의학 동화

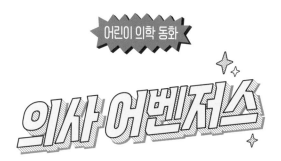

의사 어벤져스

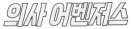

의사 어벤저스

21 재난 의학, 중증 외상 환자를 살려라!

초판 1쇄 발행 2025년 3월 5일

지은이 고희정
그린이 조승연
감　수 류정민

펴낸이 김남전
편집장 유다형 | 기획·책임편집 임형진 | 편집 김아영 | 디자인 권석연
마케팅 정상원 한웅 정용민 김건우 | 경영관리 김경미

펴낸곳 ㈜가나문화콘텐츠 | 출판 등록 2002년 2월 15일 제10-2308호
주소 경기도 고양시 덕양구 호원길 3-2
전화 02-717-5494(편집부) 02-332-7755(관리부) | 팩스 02-324-9944
홈페이지 ganapub.com | 포스트 post.naver.com/ganapub1
페이스북 facebook.com/ganapub1 | 인스타그램 instagram.com/ganapub1

ISBN 979-11-6809-152-8 (74510)
　　　979-11-6809-151-1 (세트)

ⓒ 2025, 고희정 조승연 임형진

※ 책값은 뒤표지에 표시되어 있습니다.
※ 이 책의 내용을 재사용하려면 반드시 저작권자와 ㈜가나문화콘텐츠의 동의를 얻어야 합니다.
※ 잘못된 책은 구입하신 서점에서 바꾸어 드립니다.
※ '가나출판사'는 ㈜가나문화콘텐츠의 출판 브랜드입니다.

• 제조자명: ㈜가나문화콘텐츠
• 주소 및 전화번호: 경기도 고양시 덕양구 호원길 3-2 / 02-717-5494
• 제조연월: 2025년 3월 5일
• 제조국명: 대한민국
• 사용연령: 4세 이상 어린이 제품

가나출판사는 당신의 소중한 투고 원고를 기다립니다. 책 출간에 대한 기획이나 원고가 있으신 분은
이메일 ganapub@naver.com으로 보내 주세요.

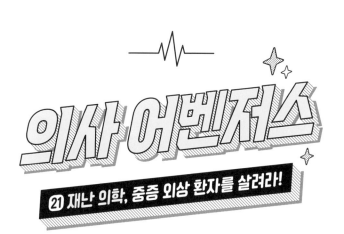

의사 어벤져스

㉑ 재난 의학, 중증 외상 환자를 살려라!

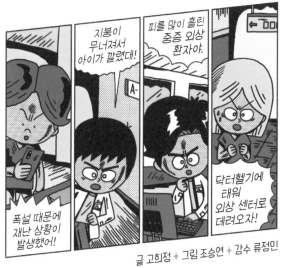

글 고희정 ✦ 그림 조승연 ✦ 감수 류정민

가나출판사

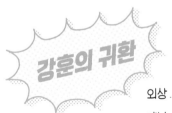

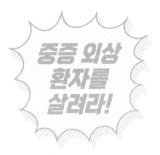

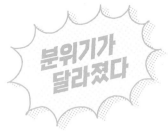

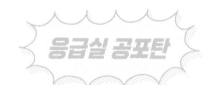

응급실 공포탄

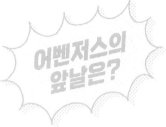

어벤저스의 앞날은?

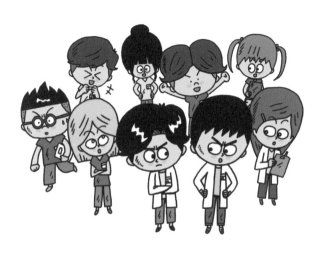

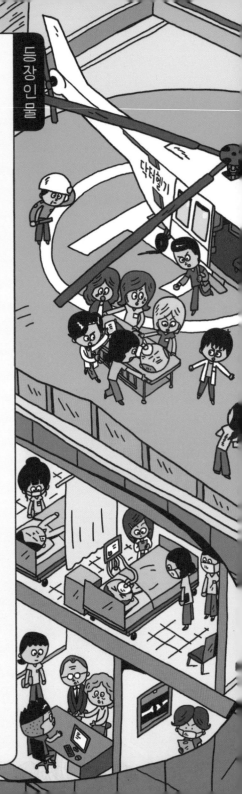

등장인물

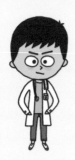

강훈

정의로운 데다 최고의 실력을
갖췄지만, 까칠한 성격 때문에
'시베리아'라고 불린다.
응급 의학과 펠로 2년 차로,
미국 최고의 어린이 병원에서
펠로를 하다가 권역 외상
센터에 합류한다.

장하다

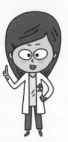

착한 심성으로 누구에게나
따뜻한 마음으로 대한다.
중환자 의학과 펠로 2년 차로,
'비타민'으로 불린다.

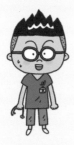

이로운

정형외과 펠로 1년 차로,
권역 외상 센터에 합류한다.
게임 덕후지만 응급 호출이
오면 번개같이 나타나
'홍길동'으로 불린다.

나선우

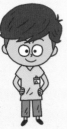

흉부외과 펠로 1년 차로,
권역 외상 센터에 합류한다.
늘 자신감이 넘치고 나서기를
좋아해 '나 대장'으로 불린다.

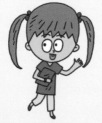

구해조

레지던트 3년 차로,
치프 레지던트로 활약하고
있다. 긍정적이고 활달한
성격에 귀가 밝아
'토끼'로 불린다.

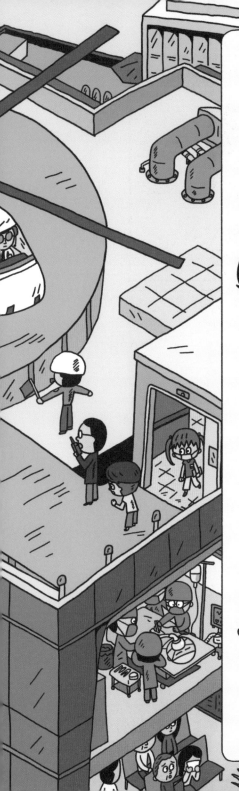

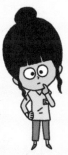

레지던트 2년 차로, 화려한 꾸밈새, 거침없는 행동으로 '공주병'으로 불리다가 응급실 기강을 잡는 '공포탄'으로 활약한다.

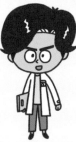

외상 외과 펠로 2년 차로, 어렸을 때부터 천재로 유명했다. 미국에서 천재 외과 의사로 이름을 날리다가 권역 외상 센터에 팀장으로 합류한다. 자신감이 지나쳐 '왕재수'라 불린다.

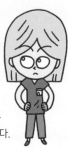

레지던트 1년 차로, 한국인 아빠와 영국인 엄마 사이의 다문화 가정에서 태어났다. 스스로 알아서 하는 성격 때문에 '안 졸라'로 불린다.

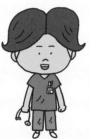

인턴. 남들을 웃기는 걸 좋아하지만, 개그보다는 공부에 소질이 있어 의사가 되었다. 시도 때도 없는 개그로 분위기를 썰렁하게 만들어 '썰렁맨'으로 불린다.

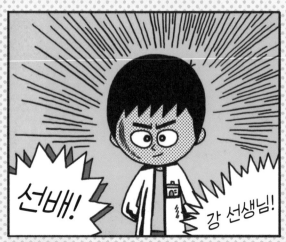

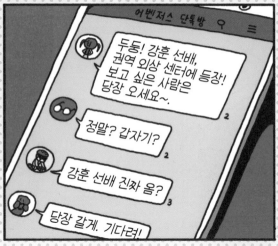

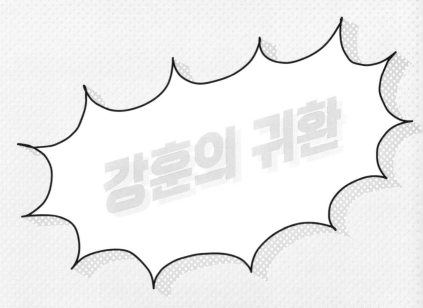

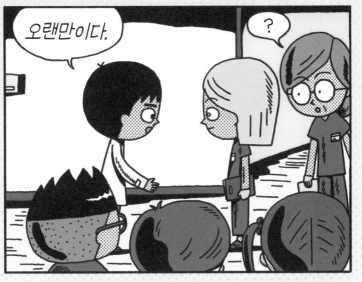

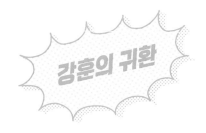

강훈의 귀환

"눈이 진짜 많이 오네요."

구해조가 창밖을 바라보며 말했다. 새벽부터 내리기 시작한 눈이 그치기는커녕 오히려 더 펑펑 내리고 있었다.

"그러니까요. 출근하는 데도 아주 힘들었어요."

소중애 수간호사가 같이 창밖을 보며 말했다.

"그럼 센터 문도 아직 안 열었는데, 좀 늦게 나오시지⋯⋯."

구해조의 말에 소 간호사가 대답했다.

"문은 안 열었어도 할 일은 산더미예요."

구해조가 미안한 표정으로 말했다.

"앗, 바쁘신데 제가 괜히 시간을 뺏고 있는 거 아니에요?"

소 간호사가 손사래를 쳤다.

"아유, 아니에요. 구 선생님이랑 차 마실 시간은 있어요."

"그럼 다행이고요. 헤헤."

구해조가 웃으며 말하더니, 다시 창문을 바라보며 한껏 감상에 젖은 표정을 지었다.

"그래도 눈이 오니까 좋네요. 온 세상이 하얀 눈으로 덮이니까 정말 낭만적이에요."

그런데 바로 그때였다.

"낭만적이기는 무슨! 눈이 많이 오면 응급 환자만 늘지, 뭐가 좋아!"

갑작스러운 소리에 뒤를 돌아보니, 이게 누군가!

"선배!"

구해조가 놀라 벌떡 일어나며 외쳤다. 소 간호사도 눈이 동그래지며 반겼다.

"강 선생님!"

강훈이 돌아온 것이다. 강훈은 1년 전, 미국의 유명한 어린이 병원으로 펠로를 갔다. 그런데 미국에 있어야 하는 그가 왜 갑자기 여기 나타난 것일까?

"잘 지내셨어요?"

강훈이 소 간호사에게 다정한 인사를 건넸다. 소 간호사가 여전히 놀란 표정으로 대답했다.

"네, 그런데 웬일로……. 아, 휴가라 들어오신 거예요?"

그러자 강훈이 피식 웃으며 대답했다.

"아니요, 아예 들어왔어요."

구해조가 반색하며 물었다.

"그럼 다시 여기로 오신 거예요?"

강훈이 대답했다.

"응, 권역 외상 센터로 오게 됐어."

구해조와 소 간호사가 놀라 동시에 되물었다.

"권역 외상 센터요?"

그러더니 소 간호사가 깨달은 듯 말했다.

"그럼 미국에서 오신다는 최고의 실력을 가진 응급 의학과 전문의가 바로!"

응급 의학과는 갑작스러운 병이나 상처를 입은 응급 환자가 위급한 고비를 넘길 수 있도록 즉각적인 진단과 처치를 하는 분야이다.

"최고의 실력을 가진 건 아니고, 응급 의학과 전문의는 맞습니다."

강훈이 겸손하게 대답했다. 사실 한 달 전부터 미국에서 공부하고 온 실력 있는 응급 의학과 전문의와 외상 외과 전문의가 권역 외상 센터에 합류하기로 했다는 소문이 들렸다. 그런데 그 응급 의학과 전문의가 강훈일 줄이야!

권역 외상 센터는 365일, 24시간, 교통사고, 추락 등에 의한

다발성 골절이나 출혈 등을 동반한 중증(아주 위중한 병의 증세) 외상 환자에 대해, 병원 도착 즉시 응급 수술이 가능하고 최적의 치료를 제공할 수 있는 시설, 장비, 인력을 갖춘 외상 전용 치료 센터를 말한다.

현재 각 지역마다 권역 외상 센터가 설치되어 운영되고 있는데, 어린이 중증 외상 환자만 받는 권역 외상 센터는 따로 없다. 그런데 이번에 우리나라, 아니 세계에서 최초로 다사랑 어린이 종합 병원에 어린이 전용 권역 외상 센터가 설립된 것이다.

그래서 응급실 수간호사로 일하고 있던 소중애 간호사도 권역 외상 센터의 수간호사로 자리를 옮기게 되었는데, 강훈도 외상 센터로 오게 된 것이다.

소 간호사가 좋아하며 말했다.

"어머나, 저도 외상 센터로 옮겼어요."

"말씀 들었어요. 앞으로 잘 부탁드립니다."

강훈이 예의 바르게 고개까지 숙이며 인사하자, 소 간호사도 덩달아 고개를 숙이며 인사했다.

"아유, 제가 잘 부탁드려요."

"정말 잘됐네요."

구해조도 반기더니, 이내 새초롬한 표정을 지으며 물었다.

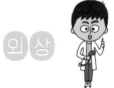

외상이란, 추락, 교통사고, 총상 등 외부적인 요인에 의해
입게 되는 부상을 말해.

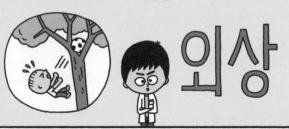

외상은 외상을 입힌 원인이나 부위에 따라 다른 이름으로 부르는데,
상처의 모양도 저마다 달라.

골절상	자상	열상
뼈가 부러지거나 금이 간 외상	뾰족한 물체에 의해 찔려서 생긴 외상	외부의 자극에 의해 피부가 찢어져서 생긴 외상

다발성 외상은 한 부위 이상의 신체 부위나 장기에 생명을
위협하는 정도의 외상을 입은 경우를 말해.

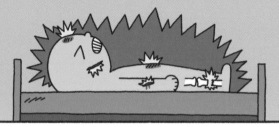

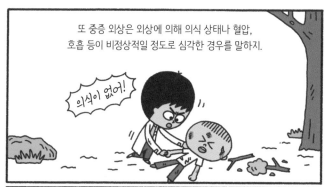

또 중증 외상은 외상에 의해 의식 상태나 혈압,
호흡 등이 비정상적일 정도로 심각한 경우를 말하지.

의식이 없어!

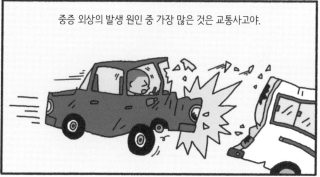

중증 외상의 발생 원인 중 가장 많은 것은 교통사고야.

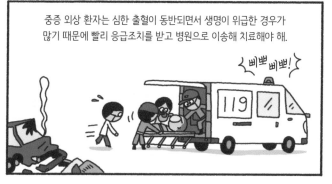

중증 외상 환자는 심한 출혈이 동반되면서 생명이 위급한 경우가
많기 때문에 빨리 응급조치를 받고 병원으로 이송해 치료해야 해.

삐뽀 삐뽀!

119

외부적 요인에 의해 입게 되는 부상

"가만, 그런데 왜 채팅방에서는 아무 말씀 없었어요? 너무한 거 아니에요?"

강훈이 미국으로 간 후에도 장하다, 나선우, 이로운, 구해조, 공주인 등 의사 어벤저스 아이들은 채팅방에서 서로의 소식을 주고받고 있었기 때문이다.

"깜짝 놀래켜 주려고 그랬지."

"그래도 그렇죠."

구해조가 여전히 서운한 표정으로 말했다.

"장 선배는요? 장 선배도 몰라요?"

구해조의 물음에 강훈은 당연하다는 듯 대답했다.

"하다는 알지. 어제 입국할 때도 마중 나왔어."

강훈와 장하다는 서로 좋아하는 사이다. 그러니 장하다에게는 권역 외상 센터로 오라는 제안을 받았을 때부터 의논했던 것이다.

그러자 소 간호사가 말했다.

"여하튼 깜짝 놀래키는 건 성공하셨어요. 아까 진짜 깜짝 놀랐거든요. 하하."

소 간호사가 웃자, 강훈도 만족한 표정으로 웃었다.

"성공했다니, 다행이네요. 하하."

"맞다, 이러고 있을 때가 아니네요."

구해조가 휴대 전화를 켜고, 어벤저스 채팅방에 강훈이 나타났다는 소식을 전했다.

두둥!
강훈 선배, 권역 외상 센터에 등장!
보고 싶은 사람은 당장 오세요~.

그러자 댓글들이 빠르게 올라왔다.

– 정말? 갑자기?
– 강훈 선배 진짜 옴?
– 당장 갈게. 기다려!

그러더니 나선우와 이로운이 권역 외상 센터로 뛰어왔다.
"선배!"
"언제 왔어요?"
장하다는 중환자실 당직이라, 공주인은 응급실 당직이라 못 오고 둘만 온 것이다. 나선우와 이로운은 강훈이 권역 외상 센터 응급 의학과 전문의로 왔다는 소식을 듣고 눈이 휘둥그레졌다.
"정말요? 진짜 잘됐다."

이로운의 말에 나선우가 덧붙였다.

"오, 그럼 우리 다시 뭉치는 거예요?"

1년 사이, 이로운은 정형외과 전문의를 따고 펠로를 하고 있었고, 나선우는 흉부외과 전문의를 따고 펠로를 하고 있었는데, 권역 외상 센터가 생기면서 둘 다 권역 외상 센터 전문의로 발령을 받았다.

정형외과는 근육과 뼈에 관련된 질병이나 부상을 치료하는 분야이고, 흉부외과는 심장, 폐 등 인체의 중심부인 가슴(흉부)에 위치하는 장기의 질환에 대해 수술적 치료를 하는 분야이다. 그런데 강훈까지 응급 의학과 전문의로 돌아왔으니, 이제 예전처럼 다시 뭉쳐 일을 할 수 있게 된 것이다.

소 간호사가 기대에 찬 표정으로 말했다.

"의사 어벤저스가 다시 시작되는 건가요?"

강훈이 미국에 가 있는 사이, 남은 아이들은 환자를 돌보는 데 최선을 다하며 의사 어벤저스로 활약했다. 하지만 강훈이 빠지니 왠지 팥소 없는 찐빵 같은 느낌이었다고나 할까. 그런데 이제 다시 모두 모여 일하게 되었으니 기대가 되었다.

그러자 구해조가 주먹을 불끈 쥐며 말했다.

"그럼 저도 전문의 자격 시험에 붙어서 외상 센터에 꼭 들어오겠습니다!"

구해조는 현재 레지던트 3년 차로, 치프 레지던트를 맡고 있다. 또 이제 곧 전문의 자격 시험을 보게 되는데, 신경외과 전문의에 응시할 예정이다. 신경외과는 뇌와 척수 등 신경계에서 발생하는 질병을 수술적인 방법으로 치료하는 분야이다.

"그래서 저도 같이 의사 어벤저스의 새 역사를 쓰겠습니다!"

구해조가 큰 소리로 외치자, 모두 웃음이 터졌다.

"하하."

오랜만에 함께 모이니 모두 기분이 좋았다. 그때, 이미소 간호사도 강훈이 왔다는 소식을 듣고 와서 반겼다.

"강 선생님, 오랜만이에요. 저도 같이 일하게 됐으니, 앞으로 잘 부탁드려요."

"정말요? 잘됐네요. 잘 부탁드려요."

강훈이 반기며 인사하자, 소 간호사가 소개했다.

"이 간호사님은 이번에 전문 간호사가 되셨답니다."

전문 간호사는 3년 이상 간호사로 근무하며 대학원에서 전문 간호사 과정을 이수하고, 전문 간호사 선발 시험에 합격한 간호사를 말한다. 이 간호사는 특별히 응급 전문 간호사 자격을 취득했기 때문에 권역 외상 센터 에 들어오게 되었다.

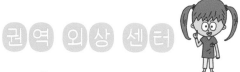

권역 외상 센터

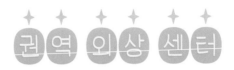

권역 외상 센터

갑작스럽게 다치거나 아파서 위급한 상황일 때는 병원 응급실에 가.

그런데 응급실은 환자가 많고, 전문의가 없는 경우도 있어서 오래 기다려야 할 때가 많아.

의사 선생님 좀 빨리 불러 주세요.

그러다 보니 빨리 치료를 받았으면 살았을 중증 외상 환자가 사망하는 일이 자주 발생했어.

안타깝지만 사망하셨습니다.

흑흑.

그래서 중증 외상 환자가 병원 도착 즉시 응급 수술이 가능하고 최적의 치료를 제공할 수 있는 시설, 장비, 인력을 갖춘 '권역 외상 센터'가 생기게 되었지.

권역 외상 센터

365일, 24시간

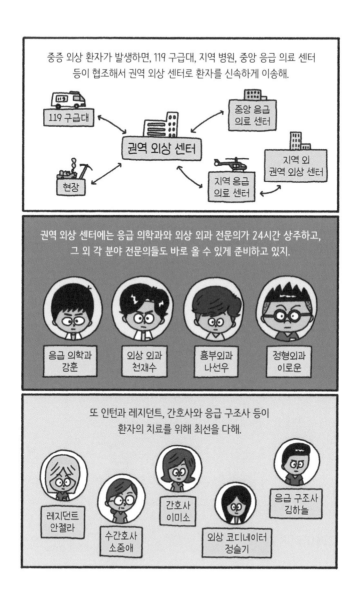

중증 외상 환자가 발생하면, 119 구급대, 지역 병원, 중앙 응급 의료 센터 등이 협조해서 권역 외상 센터로 환자를 신속하게 이송해.

119 구급대

중앙 응급 의료 센터

권역 외상 센터

지역 외 권역 외상 센터

현장

지역 응급 의료 센터

권역 외상 센터에는 응급 의학과와 외상 외과 전문의가 24시간 상주하고, 그 외 각 분야 전문의들도 바로 올 수 있게 준비하고 있지.

응급 의학과 강훈

외상 외과 천재수

흉부외과 나선우

정형외과 이로운

또 인턴과 레지던트, 간호사와 응급 구조사 등이 환자의 치료를 위해 최선을 다해.

레지던트 안젤라

수간호사 소중애

간호사 이미소

외상 코디네이터 정슬기

응급 구조사 김하늘

365일, 24시간, 중증 외상 환자를 치료할 수 있는 센터

“대단하시네요.”

강훈이 놀랍다는 듯 말했다. 간호사는 업무가 매우 많기 때문에 일하면서 공부하고 시험까지 보기는 힘든데 그걸 해냈으니 말이다.

소 간호사가 이어서 레지던트 한 명을 소개했다.

“그리고 이분은 레지던트 1년 차시고요. 성이 안, 이름이 젤라인, 안젤라 선생님입니다.”

안젤라는 오똑한 코, 하얀 얼굴, 황금색 머리까지, 딱 봐도 외국 사람처럼 보인다. 한국인 아빠와 영국인 엄마 사이에서 태어난 다문화 가정의 아이이기 때문이다. 그래서 안젤라가 자신의 이름을 말하면, 대부분의 사람들이 성이 뭐냐고 묻는다. 때문에 안젤라는 자신을 소개해야 하는 상황이면, 꼭 성이 ‘안’이고, 이름이 ‘젤라’라고 말한다. 그래서 소 간호사도 안젤라의 소개법대로 안젤라를 소개한 것이다.

그러자 안젤라가 허리를 90도로 숙이며 인사했다.

“안녕하세요, 선배님! 잘 부탁드립니다.”

“오, 젤라야! 오랜만이다.”

강훈이 반기며 말하자, 소 간호사가 깜짝 놀라며 물었다.

“두 분이 어떻게 아세요?”

그러더니 이내 깨달은 듯 말했다.

“아, 어린이 의사 양성 프로젝트!”

강훈은 우리나라에서 최초, 아니 세계에서 최초로 시행된 어린이 의사 양성 프로젝트 1기 출신이고, 안젤라는 5기 출신이라 서로 잘 알고 있는 것이다. 안젤라는 다른 병원에서 인턴을 하고, 지난해 다사랑 어린이 종합 병원에 레지던트로 들어왔다.

“네, 학교 다닐 때부터 종종 봤어요.”

강훈의 말에 소 간호사가 겸연쩍은 듯 말했다.

“그런 걸 괜히 아는 척했네요. 하하.”

“하하.”

또다시 웃음이 터졌다. 아직 센터 개원도 안 했는데, 분위기가 너무 좋은 거 아닌가 싶다.

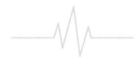

그런데 바로 그때였다.

“소 간호사님!”

소 간호사를 찾는 소리에 모두 고개를 돌렸다. 소 간호사가 누군가를 반기며 강훈에게 소개했다.

“아, 이분은 외상 코디네이터 정슬기 선생님이세요.”

그러더니 강훈을 정 선생에게 소개했다.

"그리고 이분은 권역 외상 센터에 응급 의학과 전문의로 오신 강훈 선생님이십니다."

"아, 미국에서 오신다는! 안녕하세요? 정슬기입니다."

정 선생이 아는 척하며 인사했다. 정 선생도 소문을 들은 것이다. 강훈도 인사했다.

"안녕하세요? 강훈입니다."

그러자 정 선생이 생각난 듯 표정을 굳히며 말했다.

"아참, 그런데 큰일났어요."

"큰일이요?"

소 간호사가 되묻자, 정 선생이 설명했다.

"방금 중앙 응급 의료 센터에서 연락이 왔는데요. 소라도라는 인천 바다에 있는 작은 섬에 눈이 너무 많이 와서, 지붕에 쌓인 눈 때문에 집 한 채가 무너졌대요. 현재 11세 남자아이가 무너진 잔해에 깔려 구조 중인데, 다발성 외상을 입고 피를 많이 흘리고 있답니다. 그래서 우리 외상 센터에서 받아 줄 수 있느냐고 문의가 왔어요."

소 간호사가 난감한 표정으로 대답했다.

"아유, 아직 센터 개원도 안 했는데, 그건 힘들죠."

그러자 나선우가 물었다.

"인천 바다에 있는 섬이라면, 인천 쪽 권역 외상 센터가 있잖아요. 거기서 받으면 될 텐데요."

정 선생이 대답했다.

"눈 때문에 교통사고가 많이 나서 병상이 하나도 없대요. 서울 지역 권역 외상 센터도 상황이 비슷하고요. 그리고 어린아이니까 우리 쪽에서 맡는 게 좋을 것 같다고 하네요."

재난, 즉 태풍, 홍수, 대설 등의 자연 재난이나 화재, 붕괴, 폭발 등의 사회 재난이 발생하면, 많은 환자가 발생할 수 있다. 그래서 재난으로 부상당한 사람들을 상황에 따라 치료하는 방법과 기술을 체계적으로 연구하는 재 난 의 학 분야가 따로 있다.

또 재난 상황이 발생하면, 중앙 응급 의료 센터는 재난 응급 의료 상황실을 설치하도록 법으로 정해 놓았다. 재난 응급 의료 상황실은 각 지역 거점 병원의 재난 의료 지원팀을 진두지휘하여 환자를 신속하게 이송하고 치료할 수 있도록 하는 일을 한다.

그런데 오늘 새벽부터 내린 눈으로 전국에 대설 경보가 내려졌고, 그로 인해 교통사고, 붕괴 등의 사고가 많이 발생해 환자가 속출하고 있는 상황인 것이다.

이로운이 의아한 표정으로 물었다.

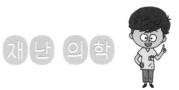

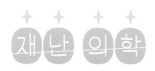

재난은 뜻밖에 일어난 재앙과 고난을 뜻하는데,
자연 재난과 사회 재난으로 나눌 수 있어.

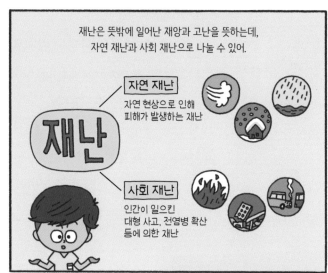

자연 재난

자연 현상으로 인해
피해가 발생하는 재난

재난

사회 재난

인간이 일으킨
대형 사고, 전염병 확산
등에 의한 재난

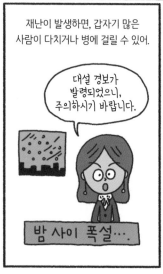

재난이 발생하면, 갑자기 많은
사람이 다치거나 병에 걸릴 수 있어.

대설 경보가
발령되었으니,
주의하시기 바랍니다.

밤 사이 폭설...

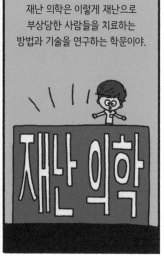

재난 의학은 이렇게 재난으로
부상당한 사람들을 치료하는
방법과 기술을 연구하는 학문이야.

재난 의학

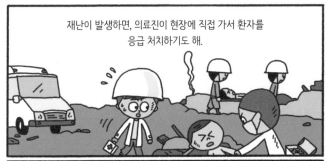

재난이 발생하면, 의료진이 현장에 직접 가서 환자를
응급 처치하기도 해.

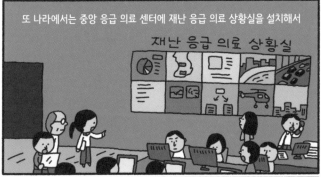

또 나라에서는 중앙 응급 의료 센터에 재난 응급 의료 상황실을 설치해서

재난 응급 의료 상황실

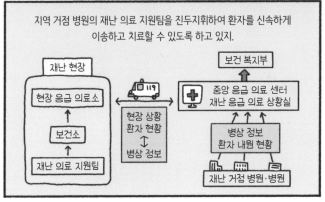

지역 거점 병원의 재난 의료 지원팀을 진두지휘하여 환자를 신속하게
이송하고 치료할 수 있도록 하고 있지.

재난으로 부상당한 사람들을 치료하는 방법을 연구하는 학문

"거기에도 는 있지 않나요?"

그러자 정 선생이 설명했다.

"있긴 한데요. 환자 상태로 봐서는 응급 수술을 해야 할 것 같은데, 보건소장님이 내과 전공의라 응급 처치 정도는 할 수 있지만 수술은 하지 못한다고 해서요. 보건소에는 수술할 장비도 인력도 없고요."

나선우가 난처한 표정으로 말했다.

"그래도 아직 팀이 다 꾸려지지 않은 상태라……."

아직 외상 외과 전문의가 오지 않았기 때문이다. 외상 외과는 중증 외상 환자를 전문적으로 치료하는 분야이기 때문에 외상 외과 전문의는 권역 외상 센터에 꼭 필요한 의사다.

그런데 바로 그때, 강훈이 나섰다.

"그래도 가야죠. 제가 갈게요."

모두 놀라 강훈을 쳐다봤다.

"선배, 지금 방금 왔는데……"

구해조가 놀라며 말했다. 어제 미국에서 입국하고 오늘 처음 병원에 나왔는데, 환자를 보겠다니. 그게 가능한 일인가 말이다. 그러나 강훈은 자신 있는 표정으로 말했다.

"괜찮아. 그리고 외과 조심해 교수님이 계시니까 환자를 데리고 오면 수술할 수 있지 않을까?"

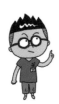

그러나 나선우가 난처한 표정으로 대답했다.

"조심해 교수님이 지금 휴가 중이세요."

"그래?"

강훈이 낙담한 표정으로 말하더니, 이로운을 보며 말했다.

"정형외과 전문의는 있고……."

그러고는 나선우에게 물었다.

"선우야, 네가 흉부외과 펠로니까 웬만한 수술은 다 할 수 있지 않아?"

나선우가 얼떨떨한 표정으로 대답했다.

"그, 그렇긴 하죠……."

그러자 강훈이 말했다.

"수술할 때는 내가 들어가서 도와줄게."

강훈은 응급 의학과 전문의지만, 인턴과 레지던트를 할 때 수많은 수술에 들어가 직접 수술한 경력이 있다. 그리고 누구보다 정교하고 빠른 손, 예리한 판단력과 침착함을 갖고 있어 최고의 의사로 평가를 받아 왔다. 그러니 강훈이 어시스트해 주면 나선우가 수술하는 데 큰 도움이 될 것이다.

"선배가 도와주면 할 만하죠."

나선우가 자신 있는 표정으로 대답하자, 강훈이 결론을 내렸다.

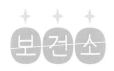

보건소는 고장 사람들의 건강을 지키기 위해 일하는 공공 기관이야.

보건 건강을 온전하게 잘 지킴
공공 기관 개인이 아닌 사회 모든 사람의 이익을 위해 일하는 기관

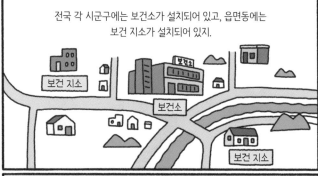

전국 각 시군구에는 보건소가 설치되어 있고, 읍면동에는
보건 지소가 설치되어 있지.

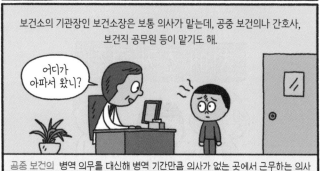

보건소의 기관장인 보건소장은 보통 의사가 맡는데, 공중 보건의나 간호사,
보건직 공무원 등이 맡기도 해.

어디가 아파서 왔니?

공중 보건의 병역 의무를 대신해 병역 기간만큼 의사가 없는 곳에서 근무하는 의사

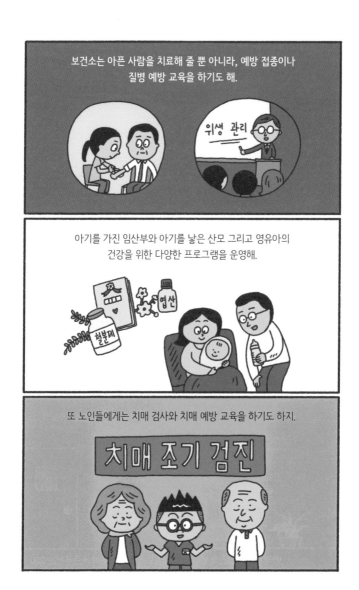

보건소는 아픈 사람을 치료해 줄 뿐 아니라, 예방 접종이나 질병 예방 교육을 하기도 해.

위생 관리

아기를 가진 임산부와 아기를 낳은 산모 그리고 영유아의 건강을 위한 다양한 프로그램을 운영해.

엽산

철분제

또 노인들에게는 치매 검사와 치매 예방 교육을 하기도 하지.

치매 조기 검진

고장 사람들의 건강을 돌보는 공공 의료 기관

"그럼 됐네."

그러더니 정 선생에게 물었다.

"소라도까지는 얼마나 걸리죠?"

정 선생이 대답했다.

"인천에서 배로 3시간 정도 걸린답니다."

강훈이 고개를 끄덕이며 말했다.

"그럼 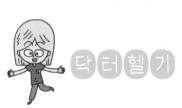를 띄워야겠네요. 저랑 나 선생이 환자 이송하러 갈 테니까 헬기를 준비해 주세요."

다발성 외상을 입고 피를 많이 흘리고 있는 환자를 3시간이나 걸려 이송했다가는 과다 출혈로 사망할 가능성이 크기 때문이다.

"알겠습니다."

정 선생이 대답하자, 강훈이 말을 이었다.

"소라도 보건소장님하고도 통화할 수 있게 해 주세요."

"그럴게요."

정 선생이 대답하고 곧바로 헬기를 요청하러 갔다. 강훈이 만약을 위해 구해조에게 말했다.

"해조야, 조 교수님께도 연락드려 봐. 오실 수 있는지."

"네, 선배."

구해조가 대답하자, 이번에는 이로운에게 말했다.

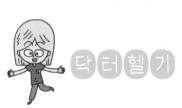

"로운아, 너는 우리가 간 사이에 수술 준비하고 있어."

"네, 선배."

이로운도 대답하자, 소 간호사가 이 간호사에게 말했다.

"이 간호사님이 강훈 선생님이랑 같이 가세요. 저는 여기서 수술 준비할게요."

"네, 수간호사님."

이 간호사가 대답하고 환자의 이송에 필요한 준비를 하러 갔다. 결국 강훈, 나선우, 이미소 간호사 그리고 김하늘 응급 구조사가 함께 가기로 했다.

잠시 후, 정 선생이 헬기를 요청한 후 돌아와 보건소장에게 전화를 걸어 강훈에게 주었다.

"보건소장님께 전화 연결됐어요."

강훈이 얼른 수화기를 받아 물었다.

"소장님, 지금 환자 상태가 어떤가요?"

보건소장이 대답했다.

"집의 기둥이 무너져 내려서 지붕이 양쪽 다리를 깔고 있는 상태인데요. 아직 잔해를 제거하지 못해서 구조를 못 하고 있어요. 다리 쪽에는 개방성 골절이 의심되고요. 지금은 의식이 있기는 한데, 피를 너무 많이 흘려서요. 빨리 구조해 치료하지 않으면 위험한 상태입니다."

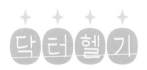

닥터헬기

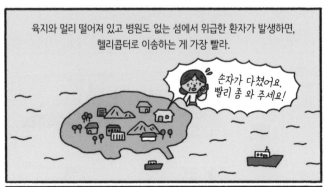

육지와 멀리 떨어져 있고 병원도 없는 섬에서 위급한 환자가 발생하면,
헬리콥터로 이송하는 게 가장 빨라.

손자가 다쳤어요.
빨리 좀 와 주세요!

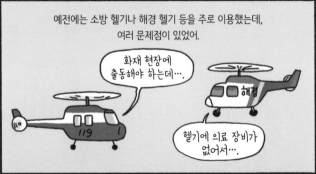

예전에는 소방 헬기나 해경 헬기 등을 주로 이용했는데,
여러 문제점이 있었어.

화재 현장에
출동해야 하는데….

헬기에 의료 장비가
없어서….

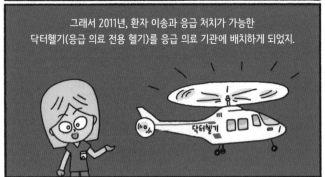

그래서 2011년, 환자 이송과 응급 처치가 가능한
닥터헬기(응급 의료 전용 헬기)를 응급 의료 기관에 배치하게 되었지.

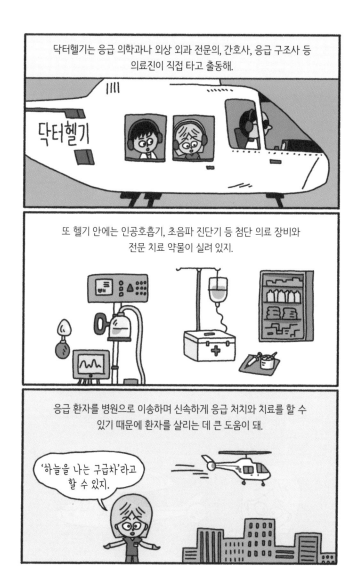

닥터헬기는 응급 의학과나 외상 외과 전문의, 간호사, 응급 구조사 등
의료진이 직접 타고 출동해.

닥터헬기

또 헬기 안에는 인공호흡기, 초음파 진단기 등 첨단 의료 장비와
전문 치료 약물이 실려 있지.

응급 환자를 병원으로 이송하며 신속하게 응급 처치와 치료를 할 수
있기 때문에 환자를 살리는 데 큰 도움이 돼.

'하늘을 나는 구급차'라고
할 수 있지.

환자 이송과 응급 처치가 가능한 응급 의료 전용 헬기

그러자 강훈이 부탁했다.

"알겠습니다. 저희가 바로 출발할 텐데요. 환자 구조되는 대로 바이털 체크하시고, 쇼크 오지 않도록 해 주세요."

"네, 알겠습니다."

보건소장이 대답하자, 강훈이 물었다.

"그리고 환자 혈액형 알고 계시나요?"

보건소장이 대답했다.

"Rh+B형입니다."

"감사합니다."

강훈이 인사하고 전화를 끊은 다음, 소 간호사에게 부탁했다.

"환자 혈액형이 Rh+B형이랍니다. 수혈할 수 있게 혈액 준비해 주세요."

"네, 선생님."

소 간호사가 대답하고 바로 수혈할 혈액을 준비했다. 그렇게 환자를 이송할 모든 준비가 끝나자, 정 선생이 말했다.

"5분 후면 헬기가 도착한대요."

"알겠습니다. 자, 옥상으로 올라가시죠."

병원 옥상에 헬리콥터가 이착륙할 수 있는 헬리포트가 설치되어 있다. 강훈이 앞장서자, 나선우와 이 간호사, 김 구조사

그리고 소 간호사와 구해조가 뒤를 따랐다.

　모두 옥상에 올라가자, 헬리콥터 소리와 함께 닥터헬기가 헬리포트를 향해 다가왔다. 그리고 곧이어 거센 바람을 일으키며 헬리포트에 착륙했다. 아이들은 바람을 뚫고 신속하고 조심스럽게 헬기에 탑승했다. 네 명 모두 탑승하자, 헬기 조종사가 말했다.

　"이륙합니다."

　곧이어 헬기가 붕~ 하고 떠오르더니, 하늘을 향해 날아가기 시작했다. 이 모습을 지켜보던 소 간호사와 구해조가 손을 흔들며 외쳤다.

　"잘 다녀오세요!"

　눈발이 거세게 내리고 있으니, 헬리콥터가 무사히 소라도에 도착해 환자를 병원까지 잘 이송해 올 수 있기를 바라면서 말이다. 과연 강훈 팀은 환자를 구해 생명을 살릴 수 있을까?

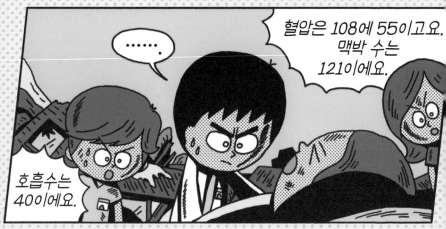

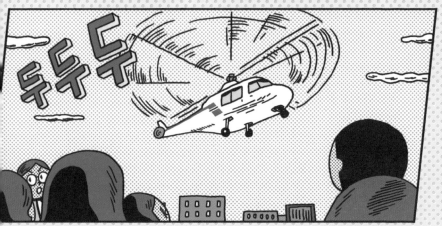

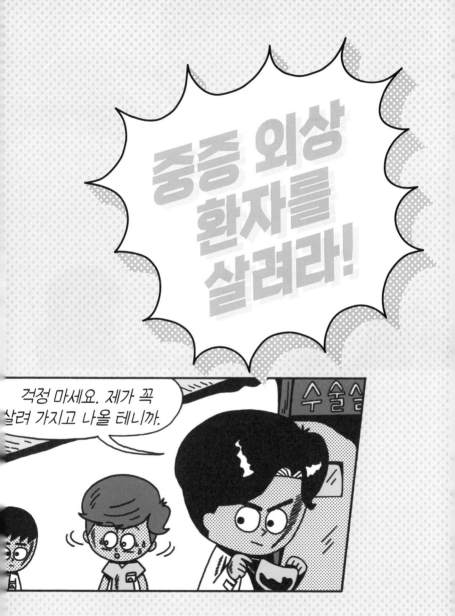

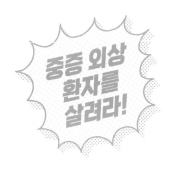

중증 외상
환자를
살려라!

헬리콥터를 타고 40분쯤 지나자, 강훈 팀은 소라도에 도착했다. 소라도에는 헬리콥터가 착륙할 수 있는 헬리포트가 따로 마련되어 있지 않기 때문에 소라 초등학교의 운동장에 착륙했다. 운동장에는 강훈 팀을 사고 현장으로 태우고 갈 경찰차가 대기하고 있었다.

"어서 오세요."

경찰이 반기자, 강훈이 재빨리 경찰차에 타며 물었다.

"환자는 구조됐나요?"

"네, 방금 구조됐다고 연락을 받았어요. 그런데 상태가 많이 안 좋은 모양입니다."

경찰의 대답에 강훈이 다시 물었다.

"사고 현장까지는 얼마나 걸리나요?"

"5분이요. 금방 갑니다."

경찰이 사이렌을 울리며 달리기 시작했다. 하지만 강훈은 마음이 급했다. 중증 외상 환자에게 5분이라는 시간은 삶과 죽음을 가를 수 있을 정도로 긴 시간이기 때문이다. 게다가 눈이 얼마나 많이 왔는지, 어른 허리까지 찰 정도로 쌓여 있었다. 그나마 도로는 차가 다닐 수 있도록 눈이 치워져 있는 것이 다행이었다. 그리고 3분쯤 달리자, 무너져 내린 집이 눈에 들어왔다.

나선우가 물었다.

"저긴가요?"

지붕 위에 눈이 많이 쌓이자, 오래되고 낡은 집의 지붕이 그 무게를 견디지 못하고 폭삭 내려앉은 것이다. 집 주변에는 경찰차와 잔해를 치우기 위해 온 굴삭기 등이 모여 있었고, 이웃 주민들도 나와 상황을 지켜보고 있었다.

"네, 다 왔습니다."

경찰이 집 앞에 차를 세웠다. 강훈 팀이 차에서 내리자, 주민 중 누군가가 소리쳤다.

"의사 선생님이 오셨어요!"

그러자 할머니 한 분이 울부짖으며 뛰어나왔다.

"아이고, 선생님! 우리 손자 좀 살려 주세요."

부상당한 아이의 할머니였다. 경찰이 할머니를 막아서며 말했다.

"할머니, 걱정 마시고 이쪽으로 오세요."

그러고는 옆에 있는 아저씨에게 말했다.

"이장님, 할머님 좀……."

이장님이 할머니를 부축하며 말했다.

"그래요, 의사 선생님들이 잘 치료해 주실 거예요."

그러는 사이, 강훈 팀은 재빨리 환자에게 달려갔다. 보건소장이 반겼다.

"오셨어요?"

보건소장은 아이의 배 부위를 거즈로 눌러 지혈하고 있었는데, 작은 쇠막대가 배 부위를 찔러 피가 많이 나고 있었다. 다른 경찰관 한 명도 아이의 오른쪽 다리를 지혈하고 있었는데, 개방성 골절로 역시 꽤 많은 피를 흘리고 있었다.

"환자 상태는 어떤가요?"

강훈이 묻자, 보건소장이 재빨리 설명했다.

"양지운, 11세고요. 혈압이 자꾸 떨어지고 심박수랑 호흡수는 계속 증가하고 있어요. 의식도 점점 흐려지고 있고요."

아니나 다를까 피를 얼마나 많이 흘렸는지, 지운이는 볼과 입술 색이 창백하다 못해 파랗게 보일 정도였다. 강훈이 고개를 끄덕이더니, 지운이의 눈동자에 손전등을 비춰 동공 반사를 확인했다. 동공은 뇌신경과 연결되어 있다. 그래서 의식이 있으면 동공에 빛을 비추었을 때 뇌신경이 반응해 동공이 반사적으로 축소된다. 그런데 의식이 없거나 사망한 상태라면 빛을 비추어도 뇌신경이 반응하지 않아 동공에 변화가 없다. 다행히 지운이의 동공 반사는 정상이었다.

강훈이 지운이의 어깨를 흔들어 깨우며 불렀다.

"지운아, 지운아!"

"음……."

지운이는 신음만 할 뿐 대답하지 못했다. 그러는 사이, 김 구조사가 경찰과 교대해 지운이의 오른쪽 다리의 지혈을 계속했다. 강훈이 지운이 손목의 요골 동맥을 짚어 말초 동맥 맥박을 확인하자, 약하지만 맥박이 만져졌다. 다시 목의 경동맥을 짚어 중심 동맥 맥박을 확인하니, 다행히 빠르긴 하지만 맥박이 만져졌다. 의식은 흐려지고 있지만, 아직 심장은 잘 뛰고 있었다.

그사이, 이 간호사가 혈압과 맥박 수를 재고 말했다.

"혈압은 108에 55이고요. 맥박 수는 121이에요."

11세의 정상 혈압은 120에 70밀리미터에이치지(mmHg) 정도이고, 맥박 수는 분당 75~110회이다. 그러니 보건소장의 말대로 혈압은 조금 낮고 맥박은 빠른 상태다.

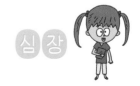

심장

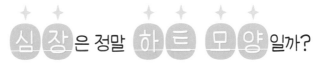

심장은 정말 하트 모양일까?

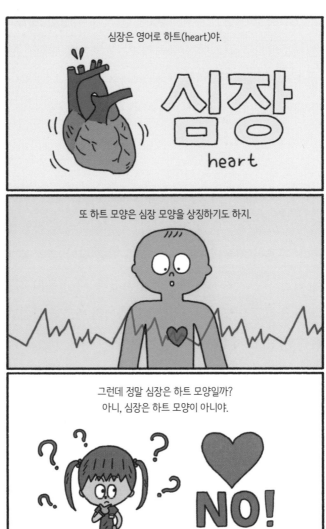

심장은 영어로 하트(heart)야.

심장
heart

또 하트 모양은 심장 모양을 상징하기도 하지.

그런데 정말 심장은 하트 모양일까?
아니, 심장은 하트 모양이 아니야.

NO!

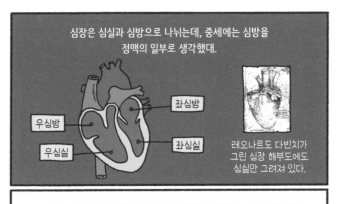

심장은 심실과 심방으로 나뉘는데, 중세에는 심방을
정맥의 일부로 생각했대.

좌심방

우심방

우심실

좌심실

레오나르도 다빈치가
그린 심장 해부도에도
심실만 그려져 있다.

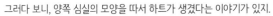

그러다 보니, 양쪽 심실의 모양을 따서 하트가 생겼다는 이야기가 있지.

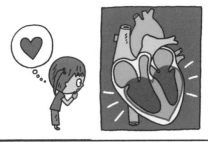

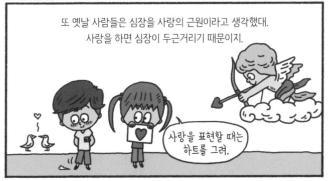

또 옛날 사람들은 심장을 사랑의 근원이라고 생각했대.
사랑을 하면 심장이 두근거리기 때문이지.

사랑을 표현할 때는
하트를 그려.

심장은 하트 모양이 아니다.

나선우는 호흡수를 재고 말했다.

"호흡수는 40이에요."

호흡수는 1분에 18~30회 정도가 정상인데, 40회면 상당히 빠른 것이다. 강훈이 이번에는 지운이의 오른쪽 엄지손가락을 눌러 모세 혈관 충만 시간을 쟀다.

모세 혈관 충만 시간은 손톱 끝을 창백하게 될 때까지 누르고 뗀 후 정상 피부 색깔로 돌아오는 시간을 측정하는 것으로, 2초 이내로 돌아오면 정상이다. 그런데 지운이는 4.5초로 지연되고 있었다. 이는 피가 원활하게 돌고 있지 않은 것으로, 출혈성 쇼크 상태라는 뜻이다.

출혈성 쇼크는 외상 등 여러 원인에 의해 출혈이 발생해, 순환하고 있는 혈액량이 급격히 떨어지면서 생기는 쇼크를 말한다. 보통 혈액량의 15~20퍼센트를 잃으면 쇼크 증상이 나타나고, 혈액량의 40퍼센트 이상을 잃으면 사망한다. 그러니 지금 빨리 응급 처치를 해야 지운이의 목숨을 살릴 수 있다.

강훈이 말했다.

"선우야, 기관 내 삽관하자. 간호사님은 혈관 잡고 수혈 시작하세요."

기관 내 삽관은 호흡이 힘든 환자에게 기관 안으로 튜브를 넣어 기도를 확보하는 시술이다.

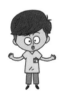
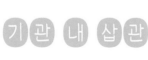

"네!"

나선우와 이 간호사가 동시에 대답했다. 나선우는 지운이를 똑바로 눕힌 후, 머리를 뒤로 젖히고 목을 앞으로 굽혔다. 그러자 강훈이 지운이의 입안에 이물질이 있는지 확인하고, 후두경으로 기도의 상태를 관찰한 다음, 기관 안으로 튜브를 쑥 집어넣었다.

"됐다."

강훈은 한번에 성공했다. 역시 실력자다. 나선우가 튜브에 앰부 백을 연결하며 말했다.

"구조사님, 앰부 백 좀 잡아 주세요."

"네!"

지혈을 하고 있던 김 구조사가 재빨리 앰부 백을 잡았다. 그리고 앰부 백을 눌러 지운이의 기도로 산소가 공급되도록 했다. 나선우는 김 구조사가 지혈하던 오른쪽 다리로 가서 새 거즈로 지혈을 시작했다.

그사이, 이 간호사는 지운이의 왼쪽 팔꿈치 안쪽 정맥에 주삿바늘을 꼽고 도관을 연결한 다음 수혈 백을 연결했다. 이 간호사가 지운이의 정맥으로 피가 잘 들어가는 것을 확인하고 말했다.

"수혈 시작합니다."

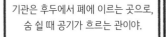

기관은 후두에서 폐에 이르는 곳으로, 숨 쉴 때 공기가 흐르는 관이야.

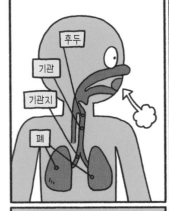

후두

기관

기관지

폐

기관 내 삽관은 입이나 코를 통해 기관 내부로 공기를 호흡할 수 있는 튜브를 삽입하는 시술이야.

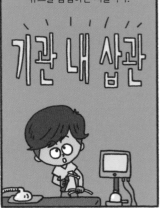

쇼크나 저산소증, 심장 마비 등으로 환자가 스스로 호흡하기 힘들 때, 기도를 확보하여 호흡을 돕기 위해서지.

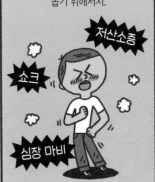

저산소증

쇼크

심장 마비

기관 내 삽관을 할 때는 환자를 똑바로 눕힌 다음, 머리는 뒤로 젖히고, 목을 앞으로 굽혀야 해.

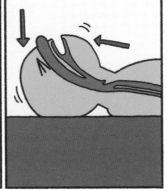

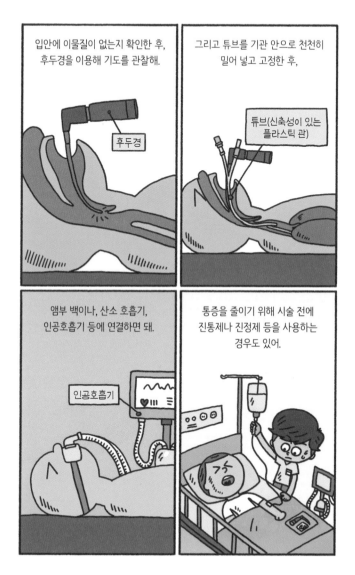

호흡을 돕기 위해 기관 안에 튜브를 삽입하는 시술

강훈이 대답했다.

"네, 좋습니다."

이제 지운이를 소생시키기 위한 산소와 혈액의 공급이 시작된 것이다.

응급 환자의 생명을 유지시키는 가장 기본적인 조치는 바로 이렇게 기도(Airway)가 막혔는지 검사해 기도를 확보하고, 호흡(Breathing)을 확인해 조치하고, 혈액 순환(Circulation) 상태를 확인해 처치하는 것이다. 이를 각각의 영어 첫 글자를 따서 Ⓐ Ⓑ Ⓒ 검사 라고 한다.

그런 다음에는 환자가 어디를 얼마나 다쳤는지 파악하고 응급 처치를 해야 한다. 강훈은 지운이의 몸 전체를 훑어보며 재빨리 출혈 부위와 원인을 파악하기 시작했다.

강훈이 먼저 배를 찌르고 있는 쇠막대를 가리키며 보건소장에게 물었다.

"이건 뭐죠?"

보건소장이 상처 부위의 지혈을 계속하며 말했다.

"지붕을 지지하고 있던 쇠막대인 것 같아요. 지붕이 무너지면서 찔린 것 같습니다."

지운이는 잘린 쇠막대가 배를 찔러 창상을 입은 상태인데, 지혈을 하는데도 출혈이 멈추지 않고 있었다. 그러나 지금 쇠막대

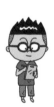
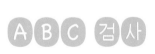

50

를 빼면 피가 한꺼번에 솟구쳐 나올 수 있어 더 위험해질 수 있다. 그러니 지금 빼면 절대 안 되고, 병원에 가서 빼야 한다.

강훈이 이번에는 지운이의 양쪽 다리를 살펴보며 물었다.

"다리는요?"

보건소장이 대답했다.

"지붕을 받치고 있던 기둥이 다리 쪽으로 무너지면서 골절된 것으로 보입니다."

개방성 골절은 부러진 뼈가 피부 밖으로 돌출되어 있는 것을 말하며, 이때는 골절 주위의 피부와 조직이 같이 손상된다. 지운이는 양쪽 다리 모두 개방성 골절을 입은 상태였고, 오른쪽 다리가 왼쪽 다리보다 부상도 심하고 출혈도 심했다.

강훈이 허벅지 부위의 상처를 보며 말했다.

"허벅지에 압궤 손상도 있네요."

압궤 손상이란, 압력에 의해 신체의 조직, 혈관, 신경 등이 손상을 입은 것을 말한다.

"아!"

강훈은 안타까운 마음에 탄식했다. 지붕이 무너지고 구출되기 전까지 지운이가 혼자 얼마나 아프고 무서웠을까 생각하니, 마음이 아팠다.

"부목을 대고 이송하겠습니다."

⭐A⭐B⭐C⭐ 검사

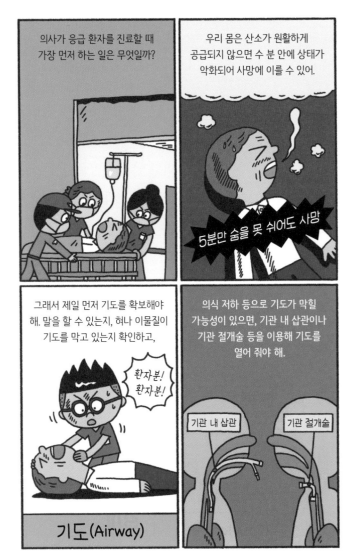

의사가 응급 환자를 진료할 때 가장 먼저 하는 일은 무엇일까?

우리 몸은 산소가 원활하게 공급되지 않으면 수 분 안에 상태가 악화되어 사망에 이를 수 있어.

5분만 숨을 못 쉬어도 사망

그래서 제일 먼저 기도를 확보해야 해. 말을 할 수 있는지, 혀나 이물질이 기도를 막고 있는지 확인하고,

환자분!
환자분!

기도(Airway)

의식 저하 등으로 기도가 막힐 가능성이 있으면, 기관 내 삽관이나 기관 절개술 등을 이용해 기도를 열어 줘야 해.

기관 내 삽관

기관 절개술

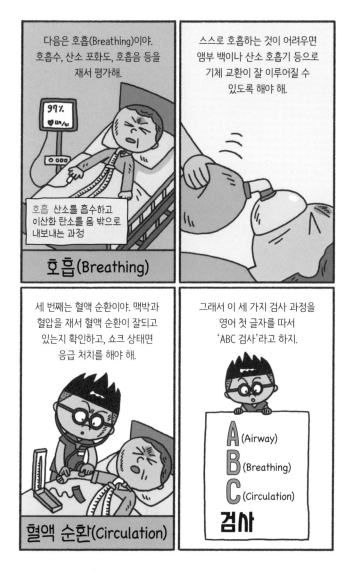

다음은 호흡(Breathing)이야. 호흡수, 산소 포화도, 호흡음 등을 재서 평가해.

스스로 호흡하는 것이 어려우면 앰부 백이나 산소 호흡기 등으로 기체 교환이 잘 이루어질 수 있도록 해야 해.

호흡 산소를 흡수하고 이산화 탄소를 몸 밖으로 내보내는 과정

호흡(Breathing)

세 번째는 혈액 순환이야. 맥박과 혈압을 재서 혈액 순환이 잘되고 있는지 확인하고, 쇼크 상태면 응급 처치를 해야 해.

그래서 이 세 가지 검사 과정을 영어 첫 글자를 따서 'ABC 검사'라고 하지.

혈액 순환(Circulation)

A (Airway)
B (Breathing)
C (Circulation)
검사

응급 환자에게 가장 먼저 시행하는 초기 검사

강훈이 속상한 마음을 진정시키며 말했다. 지운이를 빨리 병원으로 이송해 수술하는 것이 지운이를 살릴 수 있는 유일한 방법이니 말이다.

나선우가 대답했다.

"네, 알겠습니다."

강훈과 나선우는 지운이의 다친 다리 부위를 각각 부목으로 고정했다. 뼈에 골절이 생겼을 때는 골절 부위를 움직이지 않게 고정해야 한다. 골절된 뼈가 움직이면 주변 조직을 더 손상시킬 수 있기 때문이다. 이 간호사가 지운이의 뺨에 난 상처를 발견하고 말했다.

"얼굴에 열상도 있어요."

열상은 피부가 찢어져서 벌어진 상처를 말한다. 강훈이 보니 2센티미터 정도 찢어졌는데, 피가 많이 나지는 않았다.

"심하지는 않네요. 거즈를 대고 갈게요."

강훈의 말에 이 간호사가 지운이 얼굴의 상처에 거즈를 댄 후, 반창고로 고정시켰다. 지운이처럼 이렇게 한 부위 이상의 신체 부위나 장기에 생명을 위협하는 정도의 외상을 입은 경우를 '다발성 외상'이라고 한다. 그리고 이렇게 심각한 외상을 입은 환자는 '손 상 도 점 수 체 계(Injury Severity Score, ISS)'를 사용해 신체의 손상 정도를 파악한다. 흔히 영어 약자

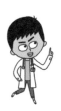
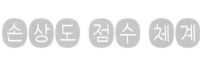

를 써서 'ISS 점수'라고도 하는데, 평균 15점 이상이면 중증 외상에 해당한다.

권역 외상 센터는 손상도 점수가 15점 이상인 중증 외상 환자를 주로 치료하는 곳이므로, 외상 환자가 발생하면 손상도 점수를 매겨 권역 외상 센터로 보낼지, 응급실로 보낼지 결정하게 된다.

그런데 지운이는 양다리에 골절상과 압궤 손상, 배의 자상, 얼굴의 열상까지 합치면 손상도 점수가 무려 45점이나 된다. 목숨이 위태로울 정도로 위험한 상태의 중증 외상 환자인 것이다.

지운이를 이송하기 위한 응급 처치가 모두 끝나자, 강훈이 벌떡 일어나며 말했다.

"환자를 옮기겠습니다."

김 구조사와 나선우가 환자를 앰뷸런스에 실었다. 그리고 헬기가 있는 소라 초등학교 운동장으로 달렸다.

한편 그 시각, 다사랑 어린이 종합 병원 권역 외상 센터에서는 환자가 이송되어 오면 바로 수술을 할 수 있도록 모든 준비를 마치고 있었다.

그런데 구해조가 강훈에게 부탁받은 대로 휴가 중인 외과 조심해 교수에게 계속 전화를 했지만 받지 않았다.

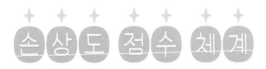

어느 정도의 외상을 입어야
중증 외상이라고 할 수 있을까?

외상 환자가 발생하면, 의사는
'손상도 점수 체계'를 이용해
환자 몸의 손상 정도를 파악해.

손상도
점수 체계

Injury Severity Score,
ISS

손상도 점수 체계는 신체를 6개 부위로 나누어서 각 신체 부위의
손상 정도를 최소 1점(경증)에서 최대 6점(중증)까지 점수화하고,

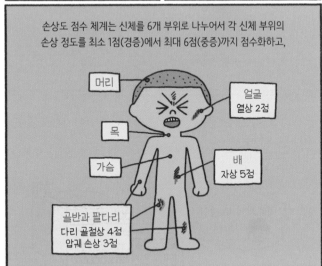

6개 부위 중 중증도가 심한 3개 부위의 외상 척도 점수의
제곱 값을 더해 구해.

다친 부위	외상 종류	외상 척도 점수	손상도 점수 계산
배	자상	5점	5^2 = 25점
다리	골절상	4점	4^2 = 16점
	압궤 손상	3점	
얼굴	열상	2점	2^2 = 4점
		ISS 점수	45점

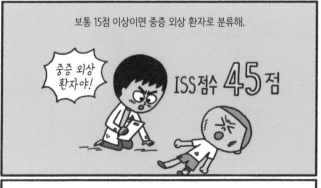

보통 15점 이상이면 중증 외상 환자로 분류해.

중증 외상
환자야!

ISS점수 45점

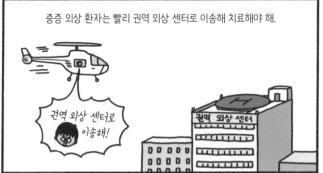

중증 외상 환자는 빨리 권역 외상 센터로 이송해 치료해야 해.

권역 외상 센터로
이송해!

권역 외상 센터

신체의 손상 정도를 객관화시킨 점수

"아이참, 왜 안 받으시지?"

구해조가 안타까워하자, 소 간호사가 걱정스러운 표정으로 말했다.

"외국에 가신 거 아닐까요?"

"그래도 전화는 받으실 텐데 이상하네요."

구해조는 할 수 없이 전화를 끊고, 간단하게 상황을 전하는 문자를 남겼다. 이로운이 시계를 보더니 구해조에게 말했다.

"도착하려면 20분 정도 남았네. 나는 먼저 수술실에 들어가 있을 테니까, 10분 전에 올라가서 환자 데리고 내려와."

헬기가 병원 옥상에 도착하면, 환자를 이동식 침대로 옮겨 수술실까지 데리고 내려와야 하기 때문이다.

"네, 선배!"

구해조가 대답하자, 소 간호사가 간호조무사에게 이동식 침대를 준비시켰다. 그리고 10분 후, 함께 옥상으로 올라갔다.

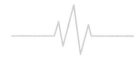

"어, 와요!"

구해조의 말에 모두 하늘을 쳐다봤는데, 눈발만 쏟아지고 있지 헬리콥터는 보이지 않았다.

"어디요?"

소 간호사가 묻자, 구해조가 멀리 까만 점 하나를 가리켰다. 아니나 다를까 헬리콥터 소리가 작게 들리기 시작하더니, 바로 모습이 보이기 시작했다. 소 간호사가 엄지를 들어 보이며 말했다.

"역시 구 선생님!"

구해조는 별명이 '토끼'다. 힘든 레지던트 생활에도 늘 밝게 잘 뛰어다니고, 귀가 밝아 작은 소리도 잘 듣기 때문이다. 그렇게 강훈 팀과 지운이를 실은 닥터헬기가 옥상에 착륙하자, 강훈이 먼저 내리며 외쳤다.

"빨리 수술실로 옮기세요."

그러자 김 구조사와 간호조무사가 지운이를 이동식 침대로 옮기고 달리기 시작했다. 나머지 사람들도 따라 달리는데, 강훈이 물었다.

"수술 준비는요?"

소 간호사가 대답했다.

"준비됐어요. 마취과 안정한 교수님과 이로운 선생님, 안젤라 선생님이 들어가 계세요."

강훈이 고개를 끄덕이더니, 이번에는 구해조에게 물었다.

"네, 조 교수님은 연락됐어?"

구해조가 난감한 표정으로 대답했다.

"아니요, 전화를 안 받으세요."

강훈이 예상했다는 듯 말했다.

"할 수 없네."

지운이는 엘리베이터를 타고 바로 수술실로 향하고, 강훈과 나선우, 소 간호사, 구해조는 함께 로비로 내려왔다. 강훈이 다급하게 점퍼를 벗으며 말했다.

"해조야, 로운이한테 전신 CT부터 찍으라고 해. 우리가 바로 들어간다고."

"네, 선배!"

구해조가 대답하고 이로운에게 전화해 말했다. 그 사이, 강훈은 나선우와 함께 수술 준비를 하러 가려고 하는데, 바로 그때였다.

"지금 뭐 하는 겁니까?"

갑작스러운 소리에 모두 놀라 돌아보니, 작은 키에 앳된 얼굴을 한 아이가 황당한 표정으로 서 있는 것이었다.

소 간호사가 의아한 표정으로 물었다.

"누구세요?"

권역 외상 센터는 아무나 들어올 수 없는 곳인데, 외부인이, 그것도 어린아이가 들어와 있으니 말이다. 그런데 그 순간, 구해조가 의아한 표정으로 물었다.

"천……재수?"

천재수라는 말에, 나선우가 깜짝 놀라며 되물었다.

"천재수?"

아이가 피식 웃으며 말했다.

"네, 알아보시네요."

천재수, 어린이 의사 양성 프로젝트 3기로, 천재라고 TV에도 여러 번 나올 정도로 유명한 아이였다. 학교 다닐 때도 천재임을 증명하듯 의과 대학을 조기 졸업했다. 그리고 곧바로 미국에서 제일 큰 병원으로 유학을 갔는데, 갑자기 여기에 나타난 것이다.

구해조가 어리둥절한 표정으로 말했다.

"그런데 네가 여기 웬일……."

그때, 강훈이 다급하게 말했다.

"천재수, 오랜만이다. 그런데 지금 응급 환자가 있어서 수술 들어가야 되거든. 인사는 나중에 하자."

그러자 천재수가 어이없는 표정으로 말했다.

"그러니까요. 팀장인 제가 없는데, 무슨 수술을 하시냐고요."

구해조가 눈이 동그래져 물었다.

"팀장? 네가?"

그러더니 다시 화들짝 놀라며 물었다.

"그럼 미국에서 온다는 외상 외과 전문의가 너?"

천재수가 어깨를 으쓱하더니, 눈썹을 찌푸리며 말했다.

"맞아, 그런데 나를 너라고 부르긴 좀 그렇지 않나? 난 전문의에 펠로 2년 차인데, 넌 아직 레지던트 3년 차잖아."

구해조와 천재수는 어린이 의사 양성 프로젝트 동기다. 또의과 대학 입학 동기이기도 하다. 그런데 천재수가 대학을 일찍 졸업하는 바람에 구해조보다 선배가 되어 버린 것이다.

구해조가 당황해 아무 말도 못하고 있는데, 소 간호사가 상황을 파악하고 나섰다.

"아, 외상 외과 전문의로 오신다는 분이군요! 전 수간호사인데요, 눈 때문에 사고가 많이 나서 재난 대응 체계가 작동 중이에요. 소라도라는 섬에서 집이 무너져 아이가 크게 다쳤다고 연락이 와서요. 그래서 강 선생님이랑 나 선생님이 가서 환자를 이송해 오셨는데……."

그러자 천재수가 말을 끊으며 말했다.

"어쩔 수 없었다는 말씀이시네요. 알겠습니다. 이송은 잘해오셨으니 됐고요. 수술은 제가 들어가겠습니다."

"네가?"

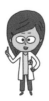

재난

갑작스러운 말에 강훈이 당황한 표정으로 물었다. 천재수가 당연하다는 표정으로 대답했다.

"네, 선배는 응급 의학과 전문의시잖아요. 환자 응급 처치하고 이송하셨으니 고생하셨고요. 이제부터는 제가 알아서 하겠습니다."

그러더니 강훈이 대답도 하기 전에 나선우에게 말했다.

"나 선배, 가요."

나선우가 얼떨떨한 표정으로 강훈의 눈치를 보았다. 외상 외과 전문의가 없어서 출동하지 못할 상황이었지만, 강훈이 환자부터 살려야 한다는 생각으로 결단을 내렸다. 외과 조 교수가 오지 못하면 자신이 수술실에 들어가겠다고까지 하면서 말이다. 그런데 천재수가 갑자기 나타나 강훈은 빠지라고 하니, 이 황당한 상황을 어떻게 해야 할지 판단이 안 서는 것이다.

게다가 아무리 강훈과 같은 펠로 2년 차라고 해도, 천재수는 어린이 의사 양성 프로젝트 3기니까 1기인 강훈뿐 아니라, 2기인 나선우한테도 후배다. 나이도 어리고 말이다. 그런데 후배가 선배한테 명령하듯 말을 하니, 나선우는 좀 거슬렸다.

"아니, 그래도 강 선배가 들어가려고 한 건데…….."

나선우가 강훈의 편을 들며 말하자, 강훈이 낮은 목소리로 제지했다.

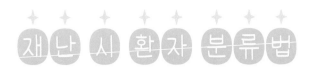

재난 시 환자 분류법

재난이 발생하면 짧은 시간에 많은 환자가 발생해.
이럴 때는 어떤 환자부터 치료해야 할까?

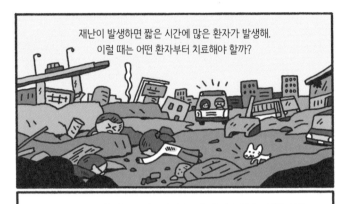

이럴 때는 개별 환자보다 전체 사상자 수를 줄이기 위해 노력해야 해.

사상자 수를
줄여야 해!

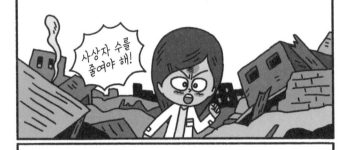

그래서 환자의 부상 정도에 따라 네 가지 색깔로
환자를 분류해서 표시하지.

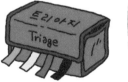

트리아지
Triage

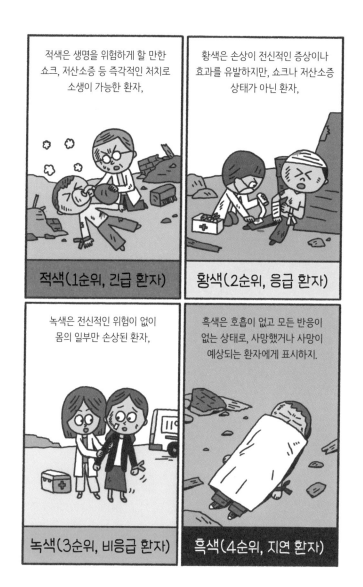

적색은 생명을 위험하게 할 만한 쇼크, 저산소증 등 즉각적인 처치로 소생이 가능한 환자,

적색(1순위, 긴급 환자)

황색은 손상이 전신적인 증상이나 효과를 유발하지만, 쇼크나 저산소증 상태가 아닌 환자,

황색(2순위, 응급 환자)

녹색은 전신적인 위험이 없이 몸의 일부만 손상된 환자,

녹색(3순위, 비응급 환자)

흑색은 호흡이 없고 모든 반응이 없는 상태로, 사망했거나 사망이 예상되는 환자에게 표시하지.

흑색(4순위, 지연 환자)

네 가지 색깔 띠로 분류해 표시한다.

"아니야, 재수 말이 맞아. 외상 외과 전문의가 있는데, 내가 들어갈 필요는 없지."

"선배…….."

구해조도 난처한 표정으로 강훈을 보자, 강훈이 단호하게 말했다.

"환자 살리는 것보다 중요한 건 없어. 시간 없으니까 빨리 들어가."

그러자 천재수가 의기양양한 표정으로 말했다.

"걱정 마세요. 제가 꼭 살려 가지고 나올 테니까."

천재수는 학교 다닐 때부터 자신감이 넘쳐 흐르다 못해 교만해 보일 정도였다. 그런데 어떻게 하나도 안 변했는지. 나선우는 기분이 나빴지만, 천재수를 따라갈 수밖에 없었다. 강훈의 말대로 환자가 위중한데, 의사가 이것저것 따지고 있을 때가 아니니까 말이다.

나선우와 천재수가 수술 준비를 하러 가자, 구해조가 소 간호사에게 물었다.

"그런데 천재수가 팀장이에요? 왜요?"

소 간호사가 강훈의 눈치를 보며 말했다.

"그건 저도 잘 모르겠어요. 원장님이 그렇게 말씀하신 것 같은데……."

소 간호사는 외상 외과 전문의가 팀장으로 올 거라는 말을 들긴 했다. 그러나 응급 의학과 전문의가 강훈인 줄 몰랐던 것처럼 외상 외과 전문의가 누구인지 몰랐다. 그러니 둘이 선후배 관계인 것도 알 수 없었고, 후배인 천재수가 선배인 강훈을 제치고 팀장이 된 줄도 몰랐다.

강훈이 낮은 목소리로 말했다.

"외상 외과 전문의가 팀장을 하는 게 일반적이긴 해요."

권역 외상 센터에 오는 환자들은 중증 외상 환자들이라 외상 외과뿐 아니라, 응급 의학과, 정형외과, 흉부외과 등 여러 분야의 전문의들이 함께 환자를 진단하고 치료한다. 그래서 팀을 이끌 팀장이 필요한데, 보통은 외상 외과 전문의가 그 역할을 하기 때문이다.

말은 그렇게 했지만, 강훈의 표정도 좋지 않았다. 아무래도 자신을 제치고 후배가 팀장을 하는 것이 마음 편할 리 없는 것이다.

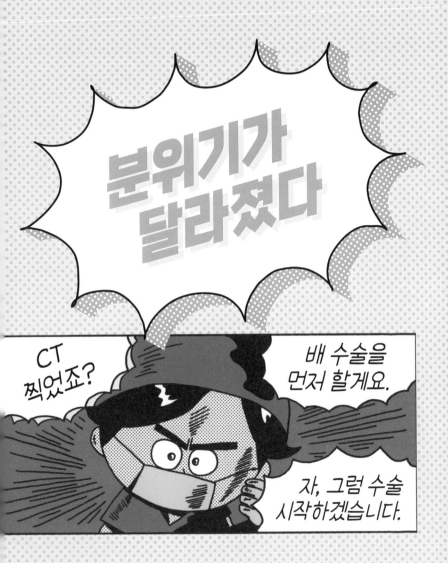

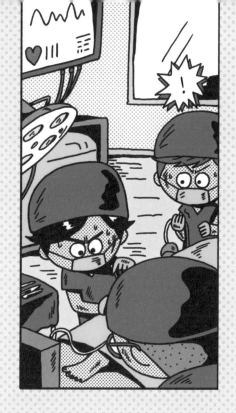

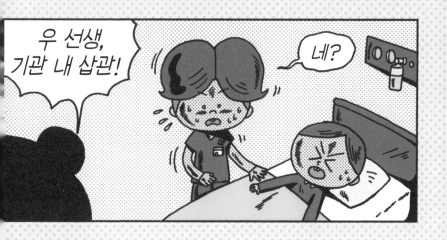

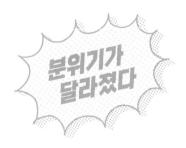
분위기가 달라졌다

그 시각, 이로운과 안젤라는 지운이를 수술대로 옮기고 전신 외상 CT(컴퓨터 단층 촬영)를 찍었다. 이 기기는 환자가 누워 있으면 CT로 온몸을 한번에 촬영하는 것으로, 겉으로 보이는 외상뿐 아니라 몸 안쪽의 손상까지 빠르고 정확하게 진단할 수 있다.

CT 촬영을 마치자, 나선우가 천재수와 함께 수술복을 입고 들어왔다. 강훈이 아닌 다른 사람이 수술복을 입고 들어오자, 이로운이 의아한 표정으로 물었다.

"누구세요?"

나선우가 난처한 표정으로 머뭇거리자, 천재수가 자신을 소개했다.

"천재수예요. 저 아시죠?"

"천……재수? 아니, 네가 여기 왜?"

이로운이 놀라며 묻자, 나선우가 대답했다.

"외상 센터에 오기로 한 외상 외과 전문의가 재수, 아니 천재수 선생이래."

아무리 후배라고 해도 환자를 진료하거나 수술할 때는 서로 존대를 하고 선생님이라고 불러 줘야 한다. 게다가 예전에는 1년 후배였지만, 지금은 펠로 2년 차이니 펠로 1년 차인 나선우나 이로운보다 1년 선배가 되어 버린 데다, 외상 센터 팀장으로 왔으니 더 그런 상황이다.

"아…… 그, 그렇구나!"

이로운이 당황한 표정으로 말하자, 천재수가 얼굴을 굳히며 말했다.

"CT 찍었죠? 결과 보겠습니다."

그러자 옆에 있던 레지던트 1년 차 안젤라가 얼른 결과를 보여 주었다. 천재수가 CT 영상을 자세히 확인하더니 말했다.

"복부가 문제네요. 쇠막대가 위까지 파고 들어가 장 천공이 생겼어요."

천공이란, 구멍이 뚫린 것을 말한다. 그러니까 배를 찌른 쇠막대가 위까지 들어가서 위에 구멍을 냈다는 말이다. 위에 구멍이 생기면, 위 내용물이 복강(복벽으로 둘러싸인 복부 안의 공간) 안으로 빠져나와 복막염이 생기는 등 위험한 상황이 발생할 수 있다. 그러니 빨리 수술해서 천공이 생긴 부분을 봉합(외상으로 갈라진 자리를 꿰매어 붙이는 일)해야 한다.

이로운이 지운이의 양쪽 다리의 CT 결과를 보며 말했다.

"양쪽 다리는 개방성 골절인데요. 특히 오른쪽은 부러진 뼈가 조직에 큰 손상을 가져온 상태라 빨리 수술해야 합니다."

나선우는 가슴 부위의 CT 결과를 유심히 살펴보고 말했다.

"다행히 흉부 쪽은 큰 외상이 없네요."

그러자 천재수가 이로운을 보고 물었다.

"이 선생님, 다리 수술을 동시에 하실 수 있죠?"

"그럼요."

이로운이 대답하자, 천재수가 안젤라에게 말했다.

"레지던트는 이 선생님을 어시스트하고……."

그러더니 나선우를 보고 말했다.

"나 선생님이 저를 어시스트해 주세요. 배 수술을 먼저 할게요."

나선우가 당황해 물었다.

"내, 내가요……?"

"네, 흉부 쪽은 수술할 거 없으시잖아요."

천재수의 당당한 말에 나선우는 할 수 없이 대답했다.

"네……. 그러죠."

천재수가 자신만만한 목소리로 말했다.

"자, 그럼 수술 시작하겠습니다. 바이털 떨어지지 않도록 잘 부탁드립니다."

"네!"

마취과 안정한 교수와 레지던트 안젤라 그리고 간호사들이 동시에 대답했다. 안 교수가 말했다.

"마취를 시작하겠습니다."

그러고는 산소마스크를 통해 마취제를 투여했다. 잠시 후, 지운이의 마취 상태가 안정적으로 유지되자, 천재수와 이로운은 수술을 시작했다.

천재수는 먼저 지운이의 복부를 찌르고 있는 쇠막대부터 제거했다. 순간, 피가 솟구쳐 올랐지만, 나선우와 간호사가 재빨리 지혈했다. 천재수는 능숙한 솜씨로 수술 부위를 절개하고 위에 생긴 천공부터 봉합하기 시작했다. 그런데 그 솜씨가 얼마나 빠르고 정교하던지, 지켜보고 있는 나선우의 눈이 동그래졌다.

'왜 이렇게 빨라?'

나선우도 권역 외상 센터에 미국에서 천재 외상 외과 전문의로 이름을 날리고 있는 의사가 올 거라는 소문을 들었다. 그런데 그가 후배인 천재수일 줄은 상상도 못했다.

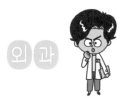

73

이발사이자 외과 의사였던

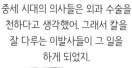

중세 시대의 의사들은 외과 수술을 천하다고 생각했어. 그래서 칼을 잘 다루는 이발사들이 그 일을 하게 되었지.

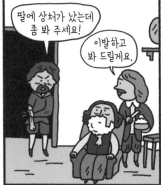

팔에 상처가 났는데 좀 봐 주세요!

이발하고 봐 드릴게요.

파레도 원래 이발사였어. 가난한 집안에 도움을 주고자 이발 기술을 배웠지.

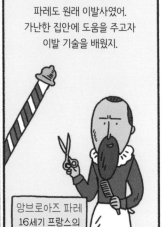

앙브로아즈 파레
16세기 프랑스의
외과 의사

파레는 이발사 일을 하면서 열심히 공부해 외과 의사가 되었어.

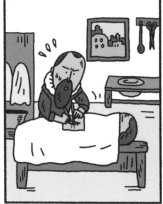

그리고 군의관으로 전쟁에 참여하여 많은 환자를 살려 냈고, 마침내 프랑스 왕의 주치의가 되었지.

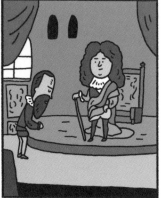

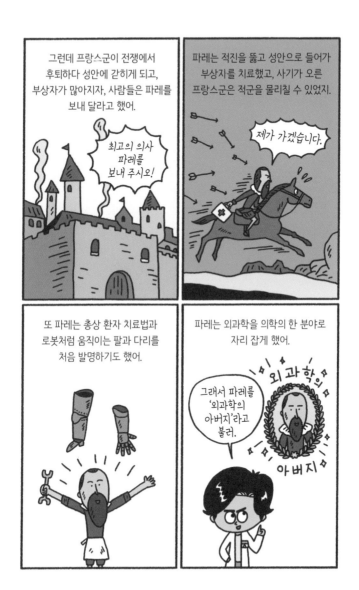

그런데 프랑스군이 전쟁에서 후퇴하다 성안에 갇히게 되고, 부상자가 많아지자, 사람들은 파레를 보내 달라고 했어.

최고의 의사 파레를 보내 주시오!

파레는 적진을 뚫고 성안으로 들어가 부상자를 치료했고, 사기가 오른 프랑스군은 적군을 물리칠 수 있었지.

제가 가겠습니다.

또 파레는 총상 환자 치료법과 로봇처럼 움직이는 팔과 다리를 처음 발명하기도 했어.

파레는 외과학을 의학의 한 분야로 자리 잡게 했어.

외과학의 아버지

그래서 파레를 '외과학의 아버지'라고 불러.

수술로 많은 사람들을 살려 내 '외과학의 아버지'라고 불린다.

게다가 보자마자 팀장이라고 으스대는 것은 물론이요, 잘난 척하는 말투까지, 예전과 똑같은 천재수의 모습에 나선우는 기분이 나빴다. 그래서 얼마나 수술을 잘하기에 그러나 두고 보자는 심정이었는데, 수술하는 솜씨를 보니, 그냥 잘난 척한 것은 아니라는 생각이 들었다.

'천재 외과 의사로 불릴만 해!'

나선우는 놀라우면서도 은근히 샘이 났다. 나선우도 흉부외과에서는 수술 잘하는 의사로 인정받고 있는데, 과는 다르지만 천재수가 자신보다 수술을 더 잘하는 것 같았기 때문이다. 여하튼 천재수는 지운이의 복부에 난 상처를 완벽하게 수술했다. 그리고 얼굴에 난 열상도 꼼꼼하게 잘 봉합했다.

그러는 사이, 이로운은 지운이의 오른쪽 다리의 골절부터 수술했다. 개방성 골절은 부러진 뼈가 피부 밖으로 튀어나온 상태이므로 빨리 수술하지 않으면 감염 확률이 높아진다. 뼈가 세균에 감염되면 골수염에 걸릴 수 있을 뿐 아니라, 주변의 근육, 관절과 같은 조직까지도 감염될 수 있다. 또 부러진 뼈는 빨리 제대로 붙여 놓아야 잘 붙고, 후유증도 없다.

이로운은 감염을 예방하기 위해 골절된 부위를 깨끗하게 세척했다. 그리고 능숙한 솜씨로 부러진 뼈를 연결하고 주변의 찢어진 근육과 인대 등의 조직도 잘 봉합했다. 또 왼쪽 다리의 개방성 골절도 같은 방법으로 수술했다.

이로운과 천재수가 동시에 수술했음에도 불구하고 수술할 부위가 많다 보니, 시작한 지 3시간이 훌쩍 넘은 후에야 수술이 마무리되었다. 천재수가 안 교수에게 물었다.

"교수님, 바이털은 어떻습니까?"

"괜찮습니다."

안 교수가 대답하자, 천재수가 말했다.

"그럼 수술 마치겠습니다. 고생하셨습니다."

"고생하셨습니다."

나선우, 이로운 그리고 수술에 참여한 모두가 서로에게 인사했다. 그렇게 권역 외상 센터의 첫 번째 수술이 끝이 난 것이다. 아직 개원도 하지 않은 권역 외상 센터에서 갑자기 첫 환자를 받고, 목숨이 위태로운 환자를 무사히 이송해 수술까지 마쳤으니 얼마나 다행인 일인가. 어떤 상황에서도 의사는 환자부터 살려야 한다는 강훈의 믿음과 결단 그리고 권역 외상 센터 팀 모두가 힘을 합쳐 최선을 다한 것이 좋은 결과를 낳은 것이다.

나선우는 안도의 숨을 내쉬었다.

'휴, 다행이야.'

물론 지운이의 부상 정도가 심하고, 피를 많이 흘린 상태라 아직 안심할 때는 아니다. 수술을 했지만 다시 출혈이 발생할 수도 있고, 감염으로 인해 패혈증 쇼크가 올 수도 있기 때문이다. 또 지운이는 피를 많이 흘렸기 때문에 헤모글로빈과 혈소판 수치 등이 정상으로 돌아올 때까지 수혈도 계속해야 한다. 그래도 수술은 잘됐으니, 일단 한 고비는 넘긴 것이다.

이제 지운이는 권역 외상 센터 내에 있는 외상 집중 치료실로 옮겨져 최소 1~2주 정도 치료를 받게 될 것이다. 집중 치료실은 중환자실과 비슷한 곳으로, 전문의와 간호사가 24시간 상주하며 환자를 치료한다.

천재수와 나선우, 이로운이 수술실을 나가자, 지운이 할머니와 이장님이 수술실 앞 소파에 앉아 있다가 벌떡 일어났다. 지운이가 헬기를 타고 이송된 후 바로 배를 타고 3시간, 또 차로 1시간이나 걸려 병원에 도착한 것이다.

할머니가 나선우를 보자, 손을 덥석 잡으며 물었다.

"아이고, 선생님. 우리 지운이 어떻게 됐어요?"

나선우가 아까 지운이를 이송하러 갔을 때 본 것을 기억한 것이다. 할머니는 오는 내내 울었는지, 눈이 퉁퉁 부어 있었다.

나선우가 할머니의 손을 꼭 잡아 주며 말했다.

"수술은 잘됐어요. 그러니까 걱정……."

할머니가 걱정이 많으시니, 안심시켜 드리려고 말을 하고 있는데, 그때였다.

"수술은 잘됐지만, 아직 안심할 단계는 아닙니다."

천재수가 냉정하게 말하는 것이 아닌가.

"어머, 그래요?"

할머니가 불안해하는 표정으로 묻자, 천재수가 말을 이었다.

"네, 그래서 집중 치료실에서 치료하면서 계속 지켜봐야 합니다."

나선우는 기분이 확 상했다. 아무리 팀장이라도 그렇지, 아까 소 간호사가 말할 때도 그렇고, 지금도 왜 자꾸 끼어드는가 말이다. 게다가 연세도 많으신 할머니가 손자 때문에 걱정이 많으신데, 꼭 그렇게 사실 그대로 말을 해야 하겠는가.

나선우가 인상을 찌푸리자, 이로운도 분위기가 심상치 않음을 느꼈다. 하지만 천재수는 아랑곳하지 않고 고개를 까딱하며 말했다.

"그럼 저는 이만……."

그러더니 휙 가 버리는 것이었다. 할머니가 어리둥절한 표정으로 천재수와 나선우를 번갈아 쳐다봤다. 나선우가 어색한 미소를 띠며 말했다.

"저희가 잘 돌볼 테니까 너무 걱정하지 마세요."

할머니와 이장님이 허리를 90도로 숙이며 부탁했다.

"네, 감사합니다. 잘 부탁드립니다."

나선우가 고개 숙여 인사하고 앞서가자, 이로운도 인사하고 뒤따라갔다.

"뭐가 어떻게 돌아가는 거야?"

이로운이 어리둥절한 표정으로 묻자, 나선우가 기운 빠진 목소리로 말했다.

"그러게 말이다."

아침까지만 해도 강훈의 등장으로 어벤저스의 새 역사를 써 보자며 모두 으쌰으쌰 했는데, 천재수의 갑작스러운 등장이 분위기를 180도 바꿔 버린 것이다.

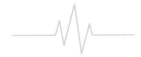

한편 그 시각, 다사랑 어린이 종합 병원 응급실도 눈 때문에 다친 환자들로 인해 정신이 없었다. 레지던트 2년 차인 공주인도 환자를 진료하느라 여기저기 뛰어다녔다.

"강수연 환자, 혈관 잡고 수액부터 놔 주세요."

공주인이 간호사에게 말하자, 간호사가 대답했다.

"네, 알겠습니다."

그러고는 수액 놓을 준비를 해서 환자에게 갔다. 그때, 인턴인 우기남이 공주인을 부르며 물었다.

"선배, 최현빈 환자는 어떡해요?"

"어떡하긴. 엑스레이부터 찍어야지."

공주인이 답답한 표정으로 말하자, 우기남이 대답했다.

"아, 엑스레이!"

공주인이 한숨을 내쉬었다.

"에휴!"

우기남은 어린이 의사 양성 프로젝트 6기 출신으로, 다사랑 어린이 종합 병원에 인턴으로 들어온 지 거의 1년이 되어 간다. 그런데 아직도 헤매는 바람에, 공주인한테 맨날 혼이 난다. 공주인에게 한 소리 들을 게 뻔하니, 우기남은 잽싸게 도망을 쳤다.

"눈치는 또 빨라요."

공주인이 고개를 내저으며 혼잣말을 했다. 그런데 바로 그때였다.

"환자예요!"

119 구급 대원이 이동식 침대를 끌고 응급실 문으로 들어오며 소리쳤다. 그 뒤를 따라 아이의 아빠가 뛰어 들어오는데, 환자가 두꺼운 담요로 여러 겹 싸여 있었다.

"무슨 환자예요?"

간호사가 묻자, 구급 대원이 대답했다.

"6세, 이름은 최서우입니다. 저체온증으로 보이고요. 의식이 없습니다."

저체온증은 우리 몸이 정상 체온을 유지하지 못하고, 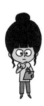이 35도 이하로 떨어진 경우를 말한다. 저체온증은 장시간 추위에 노출되는 등의 환경적 요인이나 외상, 갑상선 기능 저하증과 같은 질환 등을 이유로 발생할 수 있다.

간호사가 재빨리 침대로 안내했다.

"이쪽으로 오세요."

공주인이 다가와서 물었다.

"저체온증이라고요? 어떻게 된 거죠?"

그리고 가운 주머니에서 손전등을 꺼내 서우의 눈에 비추며 동공 반사를 확인하니, 동공이 풀려 있는 것이 아닌가. 확실히 의식이 없는 상태였다.

서우 아빠가 걱정스러운 마음에 덜덜 떨며 대답했다.

"눈사람을 만든다고 나간 애가 없어졌는데, 뒷산에 눈사태가 난 걸 몰랐어요."

형과 형 친구들을 따라 눈사람을 만든다고 나간 서우. 어느 순간 서우가 없어져 모두 찾아 나섰는데, 그사이, 작은 눈사태가 나는 바람에 서우가 눈 속에 파묻히고 말았다. 대략 1시간 정도, 서우가 차가운 눈 속에 파묻혀 있었던 것을 아무도 몰랐다는 것이다.

공주인이 서우의 어깨를 톡톡 치며 불렀다.

"서우야, 서우야!"

그러나 서우는 전혀 반응하지 않았다. 공주인이 서우의 요골 동맥과 경동맥을 짚어 맥박을 확인했다. 다행히 약하기는 하지만 맥박이 만져졌다. 공주인은 청진기를 꽂고 서우의 심장 박동 소리를 들었다. 심장이 뛰고 있기는 한데, 속도가 느렸다. 이어서 호흡수를 재어 보니, 호흡도 느렸다.

공주인이 심각한 표정으로 주위를 둘러보았다. 마침 우기남이 지나가고 있었다. 공주인이 우기남을 불렀다.

"우 선생, 기관 내 삽관!"

"네?"

우기남이 어리둥절한 표정으로 묻자, 공주인이 날카로운 목소리로 말했다.

"기관 내 삽관 하자고!"

서우가 의식이 없고 호흡이 힘든 상태라 기관 내 삽관을 해서 기도를 확보하고, 산소 호흡기를 연결해 호흡을 도와주기 위한 것이다.

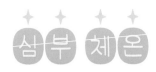

체온은 신체의 온도를 말해. 체온은 어느 곳을 측정하는지에 따라 조금씩 달라.

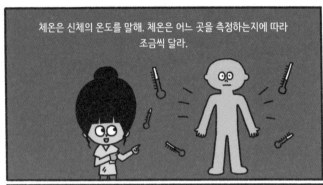

겨드랑이나 귀, 이마 등 피부에서 재는 체온은 '표피 체온'이라고 해.

체온을 잴 때 흔히 쓰는 방법이지.

표피 표면을 덮고 있는 피부

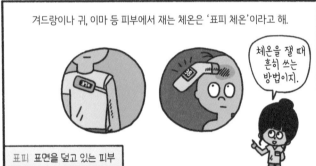

그런데 의학적으로 체온은 '신체의 주요 내장의 온도'를 말해. 이를 '심부 체온'이라고 하지.

표피 체온

심부 체온

심부 우리 몸 안쪽의 깊숙한 곳

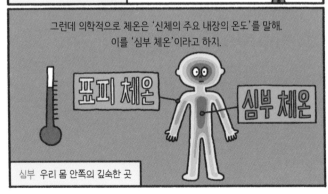

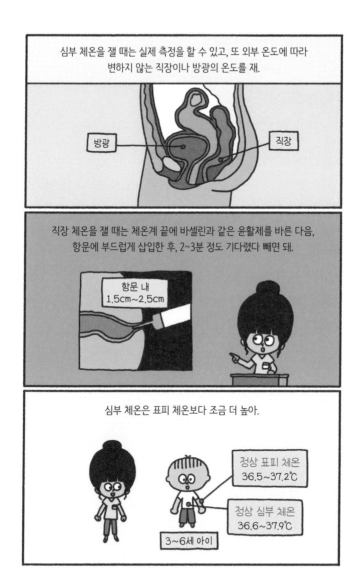

우리 몸 안쪽 깊숙한 곳의 체온

"아, 네."

우기남이 그제야 알아듣고 기관 내 삽관을 할 준비물을 가지러 가자, 공주인이 간호사에게 말했다.

"가온된 산소와 수액 주고, 직장 체온을 잴게요."

"네, 알겠습니다."

간호사가 대답하고 따뜻한 산소와 수액 그리고 직장 체온계를 가져왔다. 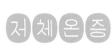 환자가 발생하면, 제일 먼저 젖은 옷을 벗기고 마른 담요를 덮어 따뜻하게 해 줘야 한다. 그리고 산소 호흡기를 통해 따뜻한 산소를 주고, 정맥으로 가열한 수액을 주입해야 한다.

공주인은 서우 몸을 똑바로 눕히고, 기관 내 삽관을 할 수 있도록 자세를 잡아 주었다. 우기남이 기구를 가져오자, 공주인은 순식간에 기관 안으로 튜브를 삽입했다. 그러자 우기남은 튜브에 산소 호흡기를 연결하고 따뜻한 산소가 들어가도록 조절했다. 그사이, 간호사는 혈관에 주삿바늘을 꽂고 도관을 연결한 후, 가열한 수액을 연결했다.

공주인이 우기남에게 말했다.

"심전도 재 보자."

심전도는 심장 박동의 주기 중에 일어나는 심장의 전기적 활동 상태를 그래프로 나타낸 것을 말한다. 우기남이 심전도

계를 가지러 가고, 공주인이 간호사에게 말했다.

"직장 체온을 재 볼까요?"

체온은 신체의 온도를 말하는데, 재는 위치에 따라 조금씩 다르다. 보통 겨드랑이나 이마 등 피부에서 재는 체온은 표피 체온이라고 한다. 반면에 우리 몸속의 온도를 심부(중심) 체온이라고 하는데, 이는 주로 직장이나 방광 의 온도를 잰다. 그리고 3~6세 아이의 정상 표피 체온은 36.5~37.2도인데, 직장의 정상 체온은 36.6~37.9도로 조금 더 높다.

저체온증은 심부 체온이 35도 이하로 떨어진 상태를 말하기 때문에 저체온증을 진단하기 위해서는 주로 직장에서 체온을 잰다.

"네, 알겠습니다."

간호사가 대답하자, 공주인은 서우를 덮고 있던 담요를 벗긴 후, 서우를 옆으로 눕히고 위쪽 팔은 앞으로, 아래쪽 팔은 뒤로 가게 했다. 또 다리를 접어 무릎을 약간 굽히게 한 다음, 엉덩이 부분을 제외한 몸에 다시 담요를 덮어 주었다.

그러자 간호사가 장갑을 끼고, 체온계 끝에 윤활제를 바른 다음, 서우의 항문에 체온계를 넣었다. 2~3분 후, 간호사는 체온계를 빼고 소독솜으로 체온계에 묻은 분비물을 닦은 다음, 체온을 확인하고 말했다.

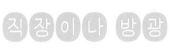

직장이나 방광

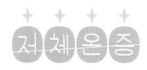

저체온증

인간은 바깥 온도에 관계없이 체온을 항상 36.5~37.0℃로 유지하는 항온 동물이야.

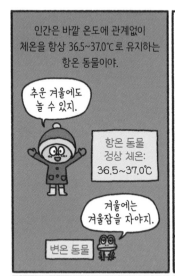

추운 겨울에도 놀 수 있지.

항온 동물 정상 체온: 36.5~37.0℃

겨울에는 겨울잠을 자야지.

변온 동물

우리 몸이 더위나 추위에 대하여 스스로 신체를 보호할 수 있는 방어 기전을 갖고 있기 때문이지.

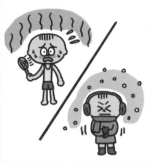

방어 기전 스스로를 방어하기 위해 자동적으로 취하는 적응 행위

그런데 장시간 추위에 노출되거나, 외상이나 갑상선 기능 저하증과 같은 질환이 있는 경우에는 방어 기전이 억제될 수 있어.

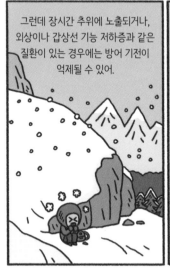

그럼 정상 체온을 유지하지 못하고 체온이 떨어지게 되는데, 체온이 35℃ 이하로 떨어진 경우를 '저체온증'이라고 해.

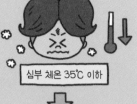

심부 체온 35℃ 이하

저체온증

저체온증은 심부 체온에 따라
3단계로 구분하는데, 각기 다른
증상을 보여.

32~35℃ 경도	오한, 빈맥, 과호흡, 신체 기능 저하, 판단력 저하
28~32℃ 중등도	근육 경직, 극도의 피로감, 기억 상실, 의식 장애, 서맥
28℃ 미만 중도	반사 기능 소실, 호흡 부전, 부종, 저혈압, 혼수, 사망

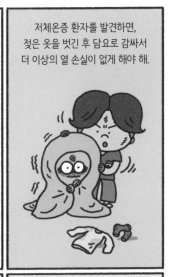

저체온증 환자를 발견하면,
젖은 옷을 벗긴 후 담요로 감싸서
더 이상의 열 손실이 없게 해야 해.

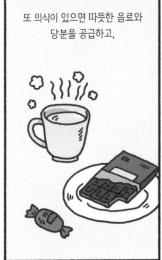

또 의식이 있으면 따뜻한 음료와
당분을 공급하고,

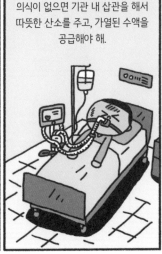

의식이 없으면 기관 내 삽관을 해서
따뜻한 산소를 주고, 가열된 수액을
공급해야 해.

심부 체온이 35℃ 이하로 떨어진 경우

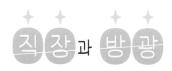

직장과 방광

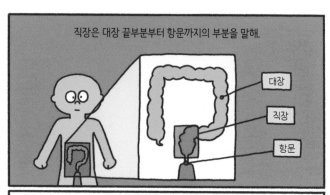

직장은 대장 끝부분부터 항문까지의 부분을 말해.

대장

직장

항문

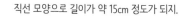

직선 모양으로 길이가 약 15cm 정도가 되지.

15cm

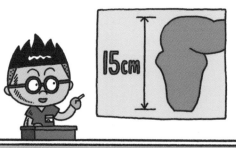

직장은 대장에서 만들어진 대변을 저장하고, 배변을 조절하는 일을 해.

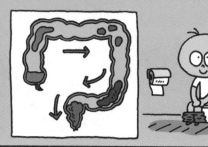

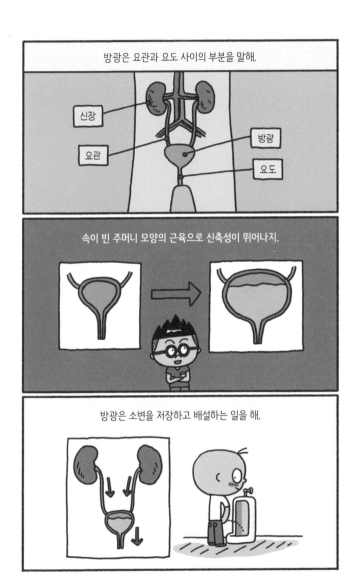

방광은 소변을 저장하고 배설하는 일을 해.

직장은 대변을 저장, 방광은 소변을 저장한다.

"31.9도예요."

저체온증은 직장 체온에 따라 3단계로 구분한다. 32~35도
가 경도, 28~32도가 중등도, 28도 미만이 중도이다. 31.9도인
서우는 중등도의 저체온증이라고 할 수 있다. 이 경우, 의식
상태가 나빠져 혼수상태에 빠지게 되고, 심장 박동과 호흡이
느려진다. 또 근육 떨림은 멈추고 뻣뻣해지며 동공이 확장되
기도 한다. 현재 서우의 증상이 바로 중등도 저체온증의 증상
이다.

그때, 우기남이 심전도계를 가지고 왔다. 공주인은 서우의
가슴과 팔다리를 알코올 솜으로 닦고 전극을 부착했다. 심전
도계를 작동시키자, 잠시 후에 그 결과가 그래프로 출력되어
나왔다. 그런데 서맥(심박수가 정상 범위보다 느려진 상태)과 저
체온증 환자에게 특징적으로 나타나는 파의 모양이 나왔다.
그렇다면 저체온증이 확실하다.

공주인이 서우 아빠에게 진단 결과를 말했다.

"저체온증이 맞습니다. 지금 따뜻한 산소와 수액이 들어가
고 있으니까 점차 나아지긴 할 텐데요. 의식을 떨어지게 만든
다른 질환이 있는지 확인해 봐야 합니다. 혈액 검사와 뇌 CT
를 찍어 보는 게 좋을 것 같아요."

전해질이나 근육 효소 등에 이상이 있는지 혈액 검사를 통

해 확인하고, 뇌에 이상이 있는지 뇌 CT를 찍어 확인해 보는 것이다.

"알겠습니다."

서우 아빠가 대답하자, 공주인이 우기남에게 말했다.

"혈액 검사랑 뇌 CT 의뢰해."

"네!"

우기남이 대답하고 데스크로 가고, 간호사도 혈액 검사를 준비하기 위해 자리를 비웠다. 공주인은 서우의 손발을 유심히 살펴봤다. 1시간이나 눈 속에 있었으니 이 걸렸을 수 있기 때문이다. 아니나 다를까, 서우의 손발이 빨갛게 부어 있었다.

공주인이 서우 아빠에게 서우의 손발을 보이며 말했다.

"손발이 동상에 걸리긴 했는데, 1도 정도로 심하지는 않아요. 따뜻한 물로 좀 녹여 주시고, 연고 처방해 드릴 테니까 발라 주세요."

서우 아빠가 속상한 마음에 서우의 손발을 어루만졌다. 그리고 처음보다는 많이 안정된 표정으로 대답했다.

"네, 그렇게 하겠습니다."

아직 의식은 없지만 점차 나아질 거라고 하니, 마음이 좀 편해진 것이다.

동상

심한 추위에 오랜 시간 노출되면, 혈관이 수축되어 신체 말단(끝)에 혈액 공급이 잘 안 될 수 있어.

영하 2~10℃

그럼 심장에서 먼 신체 부위와 추위에 노출되는 손가락, 발가락, 코, 귀 등의 조직이 손상될 수 있는데, 이를 '동상'이라고 해.

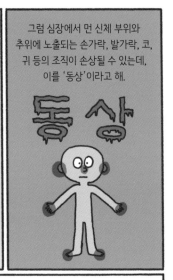

동상은 동상의 정도와 조직의 깊이에 따라 1도~4도로 구분할 수 있어.

1도		피부층 부분적으로 동결	붓고 빨갛게 됨
2도		피부층, 피하층 손상	붓고 빨갛게 되고 수포 생김
3도		피부 전층 손상 및 피하층 동결	자줏빛 또는 출혈성 수포 생김, 피부 괴사, 청회색으로 변색됨
4도		피부 전층, 피하층, 근육 등 동결	부종은 거의 없고, 피부색이 얼룩덜룩하다가 점차 검은색으로 변함

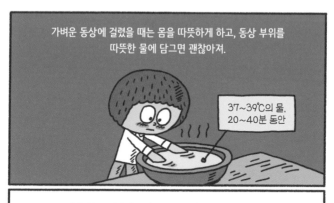

가벼운 동상에 걸렸을 때는 몸을 따뜻하게 하고, 동상 부위를 따뜻한 물에 담그면 괜찮아져.

37~39℃의 물, 20~40분 동안

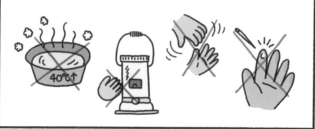

그러나 40℃ 이상의 뜨거운 물에 손을 담그거나 직접 열을 가하면 안 되고, 문지르거나 수포(물집)를 터뜨리지 않아야 해.

40℃↑

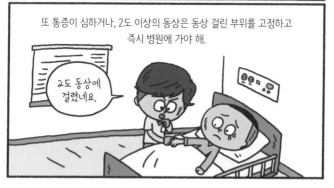

또 통증이 심하거나, 2도 이상의 동상은 동상 걸린 부위를 고정하고 즉시 병원에 가야 해.

2도 동상에 걸렸네요.

추위로 인해 혈액 공급이 안 돼 조직이 손상된 질환

눈이 많이 오면, 서우처럼 예상하지 못한 곳에서 눈사태가 일어나 눈 속에 파묻힐 수 있으니 조심해야 한다. 또 눈 속에 파묻히지 않더라도, 기온이 뚝 떨어지는 겨울철에는 저체온증이나 동상과 같은 한랭 질환에 걸릴 수 있다. 특히 눈이 많이 오는 날이면, 아이들은 눈싸움을 하거나 눈사람을 만든다고 하루 종일 밖에 나가 노는 경우가 있는데, 이때 한랭 질환에 걸릴 확률이 높아지니 주의해야 한다.

잠시 후, 간호사가 와서 혈관에 연결해 놓은 도관에 시험관을 꽂아 서우의 혈액을 채취했다. 그리고 병리과에 보내 혈액 검사를 의뢰했다. 이어서 뇌 CT까지 찍고 1시간쯤 뒤에 결과가 나왔는데, 혈액 검사와 뇌 CT, 둘 다 이상이 없었다.

3시간쯤 지나자, 서우는 점차 의식이 돌아왔다. 서우 아빠가 발견하고 황급히 공주인을 찾았다.

"선생님, 서우가, 서우가 움직였어요."

공주인이 가서 서우의 눈동자에 손전등을 비춰 동공 반사를 확인했다. 이번에는 동공 반사가 제대로 이루어졌다. 의식이 돌아온 것이다. 공주인이 서우의 어깨를 살짝 흔들며 이름을 불렀다.

"서우야! 서우야, 정신 차려 봐."

그러자 서우가 천천히 눈을 떴다. 아빠가 기뻐서 소리쳤다.

"서우야!"

공주인이 서우에게 아빠를 가리키며 물었다.

"서우야, 이분이 누구야?"

서우가 고개를 돌려 아빠를 보더니, 작은 목소리로 대답했다.

"아빠."

서우 아빠가 서우를 붙잡고 감격의 눈물을 흘렸다.

"그래, 아빠야! 아빠야, 서우야! 흑흑."

아이가 의식을 잃고 목숨이 위태로웠다가 살아났으니 얼마나 감사하고 감격스러운 일이겠는가.

공주인도 안도하며 말했다.

"의식이 돌아왔으니 이제 괜찮을 거예요. 수액 다 맞으면 퇴원하셔도 됩니다."

"감사합니다. 정말 감사합니다."

서우 아빠가 연신 고개를 숙이며 감사의 인사를 했다.

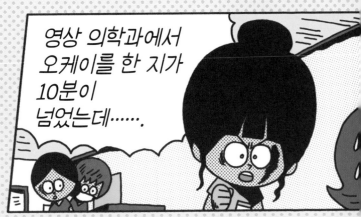

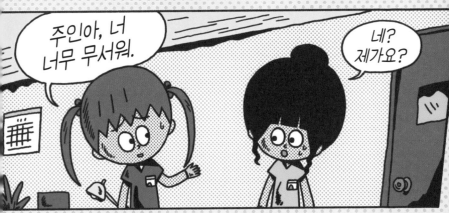

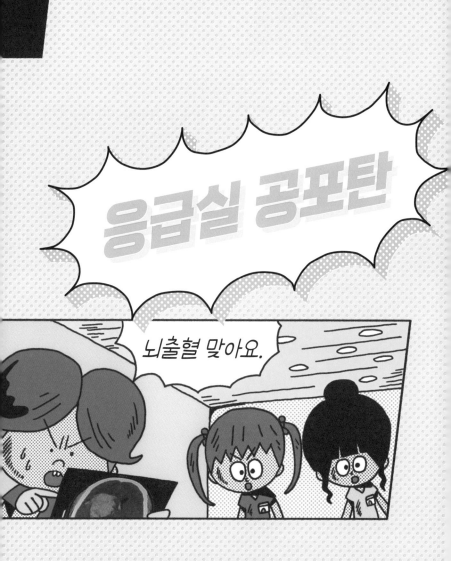

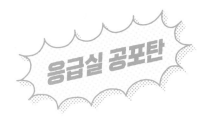

응급실 공포탄

"아이고, 오늘 정말 정신없네요."

최진심 간호사가 공주인에게 말했다. 최진심 간호사는 권역 외상 센터 수간호사로 자리를 옮긴 소중애 간호사의 뒤를 이어 응급실 수간호사가 되었다. 공주인이 의자에 앉아 기운 빠진 표정으로 말했다.

"눈이 많이 오는 날은 사고가 많으니까 어쩔 수 없죠. 그래도 이제 좀 괜찮아진 것 같은데……."

그런데 공주인이 말을 끝내기도 전에 보호자가 데스크로 오며 소리쳤다.

"선생님, 우리 아이 좀 봐 주세요."

최 간호사가 벌떡 일어나며 물었다.

"다인이요? 왜요?"

정다인, 14세 여자아이로, 눈길에 미끄러져 머리를 부딪친 후 두통과 어지럼증이 있다고, 20분 전쯤 응급실에 들어온 아이다. 다인 엄마가 다급한 목소리로 대답했다.

"갑자기 정신을 못 차려요."

"그래요?"

최 간호사가 놀라 말하더니, 황급히 엄마를 따라가며 혼잣말을 했다.

"우 선생님이 어디 가셨지?"

우기남이 다인이를 처음 진찰했기 때문이다. 공주인이 나섰다.

"제가 가 볼게요."

공주인이 최 간호사와 함께 다인이에게 가며 물었다.

"어떤 환자죠?"

"눈길에 미끄러져서 머리를 부딪쳤대요. 두통과 어지럼증이 있다고 해서 들어왔는데, 조금 전까지만 해도 괜찮았거든요."

최 간호사가 설명하는 동안 공주인과 최 간호사는 다인이의 침대에 도착했다. 공주인이 손전등을 꺼내 동공 반사를 확인했다. 그런데 오른쪽 눈의 동공이 느리게 반응하는 것이 아닌가. 공주인은 가슴이 덜컥 내려앉았다.

'뇌출혈인가?'

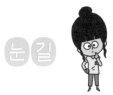

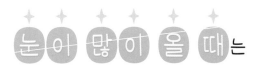
눈이 많이 올 때는

대설은 짧은 시간에 눈이
아주 많이 내리는 기상 상태를 말해.
내린 눈의 높이로, 대설 주의보와
경보를 발령하지.

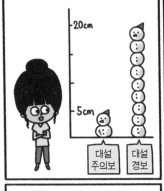

눈이 많이 내려 쌓이면, 지붕이나
나무 등이 무너질 수 있고,
가파른 경사면에서는 눈사태가
발생할 수 있어.

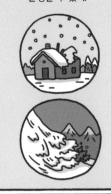

또 도로가 빙판이 돼 교통사고가
발생하고, 미끄러져 넘어지는
사고도 많이 일어나지.

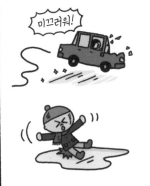

그러니까 눈이 많이 오면 어린이는
되도록 집 밖에 나가지 말아야 해.

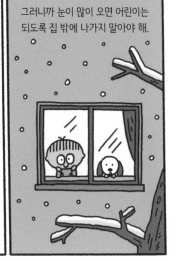

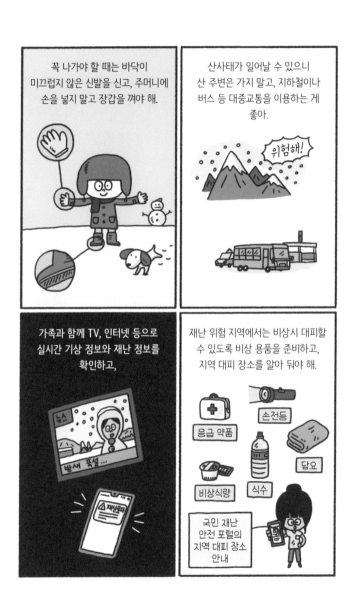

되도록 밖에 나가지 말고, 재난 상태에 대비해야 한다.

공주인이 다인이의 어깨를 잡고 이름을 불렀다.

"다인아, 정신 차려! 다인아!"

그런데 다인이는 대답을 하지 못하는 것이었다. 공주인은 오른쪽 검지와 중지를 다인이 손목의 요골 동맥에 올려 놓고 심장 박동 수를 쟀다. 심장 박동 수가 1분에 60회 정도밖에 되지 않았다. 어린이와 청소년의 정상 심장 박동 수는 70~100회 정도이다.

그사이, 최 간호사가 다인이의 혈압을 재고 말했다.

"혈압이 많이 높은데요. 180에서 95예요."

혈압은 높고 심장 박동 수는 느려진 것이다. 이는 뇌에 출혈이 생겼고, 그로 인해 뇌부종, 즉 뇌가 부어 뇌의 압력이 높아졌다는 증거다. 뇌압이 올라가면 압력 때문에 동공 반사도 느려지게 된다.

공주인이 최 간호사에게 물었다.

"환자, CT는 안 찍었어요?"

최 간호사가 난처한 표정으로 대답했다.

"우 선생님이 CT 찍는다고 하셨는데……."

그러자 다인 엄마가 대답했다.

"아직 안 찍었어요. 환자가 많아서 기다려야 한다고……."

공주인이 최 간호사에게 물었다.

"우기남 선생, 어디 갔어요?"

최 간호사가 주위를 둘러보며 대답했다.

"글쎄요, 조금 전까지 계셨던 것 같은데······."

공주인은 대답을 듣자마자 데스크로 가서 환자 차트를 확인했다. 그런데 영상 의학과에서 CT를 찍으러 와도 된다는 알림 문자가 도착한 지 10분이 지났는데, 아직 환자에게 알리지도 않고, CT를 찍으러 가지도 않은 것을 발견했다.

공주인이 최 간호사에게 다급하게 말했다.

"영상 의학과에서 오케이 했어요. 지금 빨리 보내 주세요."

"네, 알겠습니다."

최 간호사가 대답하고, 바로 간호조무사를 시켜 다인이를 영상 의학과로 데리고 올라가게 했다. 그사이, 공주인은 우기남에게 전화를 했다. 우기남이 놀란 목소리로 전화를 받았다.

"네, 선배!"

"너, 지금 어디야!"

공주인이 버럭 소리치자, 우기남이 깜짝 놀라 대답했다.

"네? 저 지금 응급실······."

"응급실? 응급실 어디!"

공주인이 응급실을 둘러보며 소리치자, 병원 복도와 연결된 응급실 문에서 우기남이 손을 흔들며 뛰어왔다.

"여기요."

공주인이 싸늘한 표정으로 물었다.

"어디에 갔다 왔어?"

우기남이 무슨 일인가 해서 잔뜩 긴장한 표정으로 대답했다.

"화장실이요……. 배가 아파서……."

그러자 공주인이 한숨을 푹 내쉬더니 기막힌 듯한 표정으로 말했다.

"네 배 아픈 게 지금 문제야? 정다인 환자, 의식이 떨어지고 있는데!"

우기남이 화들짝 놀라며 말했다.

"정다인 환자가 의식이 떨어졌다고요? 아까는 괜찮았는데!"

그러더니, 다인이의 침대 쪽으로 가려고 하는 것이었다.

"CT 찍으러 갔어."

공주인의 말에 우기남은 고개를 숙이며 말했다.

"앗, 네……. 죄송합니다."

하지만 공주인은 다그쳤다.

"영상 의학과에서 오케이를 한 지가 10분이 넘었는데, 화장실에 가려면 다른 사람한테 말이라도 하고 가야지! 그리고 넘어지면서 머리를 부딪쳤고, 두통에 어지럼증까지 있으면, 당연히 뇌출혈 가능성을 생각해서, 응급 CT를 요청했어야 하는 거 아냐? 마냥 기다리게 하면 어떡하냐고!"

뇌출혈은 뇌 조직 안의 혈관이 터져서 발생하는 출혈을 말한다. 고혈압, 뇌혈관 기형 등으로 인해 외부 충격 없이 뇌 내부에서 자체적으로 출혈이 발생한다.

그런데 교통사고, 추락 등 외상으로 인해서도 뇌출혈이 발생할 수 있는데, 이를 '외상성 뇌출혈'이라고 한다. 대부분 머리뼈가 골절되어 발생한다. 뇌출혈이 발생하면, 두통, 구토, 어지럼증 등이 나타나고 심하면 의식이 떨어지거나, 몸 한쪽이 마비되는 등의 증상이 나타난다.

우기남이 억울한 표정으로 변명했다.

"저도 뇌출혈을 의심하고 신경학적인 검사를 했는데 괜찮았어요. 머리에 혹은 크게 났지만, 피도 안 났고요. 그래서 뇌진탕으로 생각한 건데, 혹시 모르니까 뇌 CT를 찍어 보려고……."

뇌진탕은 뇌가 구조적 변화 없이 두개강(뇌가 들어 있는 두개골 안쪽의 공간) 안에서 흔들려 일시적으로 뇌 기능이 중단되는 것을 말한다. 두통, 어지럼증 등이 나타나는데, 보통 외상 후 2~4주 정도가 지나면 완전히 회복된다.

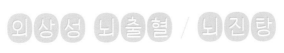

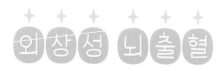

외상성 뇌출혈

뇌출혈은 뇌 조직 안의 혈관이 터져서 출혈이 발생한 질환이야.
외부 충격 없이 뇌 안에서 자체적으로 출혈이 발생하지.

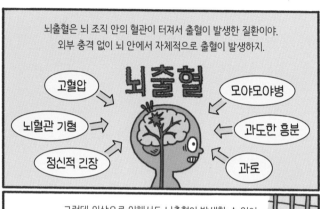

그런데 외상으로 인해서도 뇌출혈이 발생할 수 있어.
이를 '외상성 뇌출혈'이라고 하지.

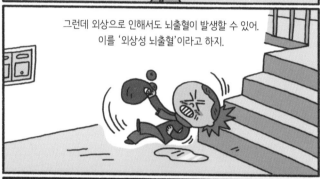

외상성 내출혈은 경막하 출혈과 경막 외 출혈 등으로 나누어져.

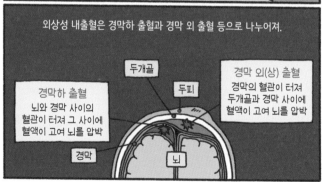

경막하 출혈
뇌와 경막 사이의
혈관이 터져 그 사이에
혈액이 고여 뇌를 압박

두개골

두피

경막 외(상) 출혈
경막의 혈관이 터져
두개골과 경막 사이에
혈액이 고여 뇌를 압박

경막

뇌

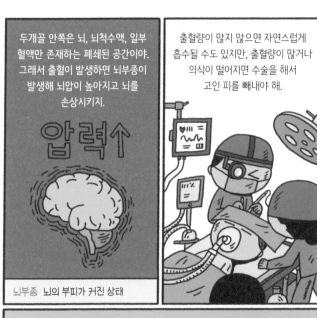

두개골 안쪽은 뇌, 뇌척수액, 일부 혈액만 존재하는 폐쇄된 공간이야. 그래서 출혈이 발생하면 뇌부종이 발생해 뇌압이 높아지고 뇌를 손상시키지.

압력↑

뇌부종 뇌의 부피가 커진 상태

출혈량이 많지 않으면 자연스럽게 흡수될 수도 있지만, 출혈량이 많거나 의식이 떨어지면 수술을 해서 고인 피를 빼내야 해.

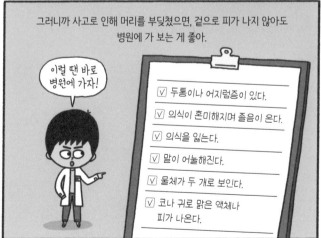

그러니까 사고로 인해 머리를 부딪쳤으면, 겉으로 피가 나지 않아도 병원에 가 보는 게 좋아.

이럴 땐 바로 병원에 가자!

☑ 두통이나 어지럼증이 있다.

☑ 의식이 혼미해지며 졸음이 온다.

☑ 의식을 잃는다.

☑ 말이 어눌해진다.

☑ 물체가 두 개로 보인다.

☑ 코나 귀로 맑은 액체나 피가 나온다.

외상에 의해 뇌에 출혈이 생긴 질환

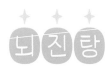

머리를 세게 부딪치는 등 머리에 강한 충격이 가해지면,

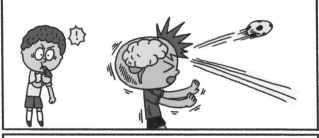

뇌가 두개강 안에서 흔들려 뇌 기능이 일시적으로 손상될 수 있는데,
이를 '뇌진탕'이라고 해.

뇌진탕이 일어나면, 두통, 어지럼증, 구역, 구토 등의 증상이 나타나.

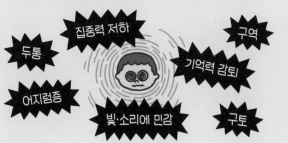

집중력 저하

구역

두통

기억력 감퇴

어지럼증

빛·소리에 민감

구토

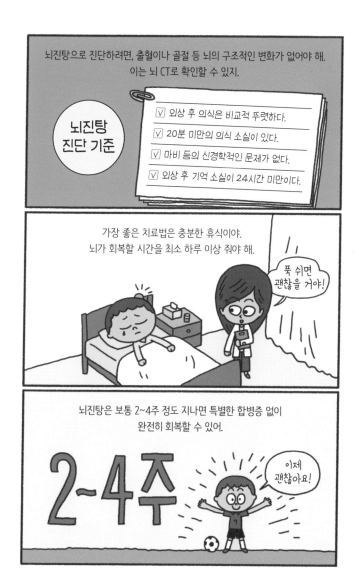

뇌진탕으로 진단하려면, 출혈이나 골절 등 뇌의 구조적인 변화가 없어야 해.
이는 뇌 CT로 확인할 수 있지.

**뇌진탕
진단 기준**

☑ 외상 후 의식은 비교적 뚜렷하다.

☑ 20분 미만의 의식 소실이 있다.

☑ 마비 등의 신경학적인 문제가 없다.

☑ 외상 후 기억 소실이 24시간 미만이다.

가장 좋은 치료법은 충분한 휴식이야.
뇌가 회복할 시간을 최소 하루 이상 줘야 해.

푹 쉬면
괜찮을 거야!

뇌진탕은 보통 2~4주 정도 지나면 특별한 합병증 없이
완전히 회복할 수 있어.

2~4주

이제
괜찮아요!

뇌가 충격으로 흔들려 뇌 기능이 일시적으로 손상된 질환

우기남의 말에 공주인이 인상을 찡그리며 물었다.

"그럼 환자가 넘어졌을 당시, 잠깐이라도 의식을 잃은 적이 있는지 물어봤어?"

우기남이 다시 고개를 숙이며 대답했다.

"아니요……."

공주인이 우기남을 무섭게 쏘아보며 말했다.

"넌 정말 기본이 안 돼 있구나!"

공주인의 말에 우기남은 얼굴이 빨개졌다. 깜박 놓친 부분이 있기는 했지만, 그래도 의대를 졸업하고 의사 자격증을 땄으며, 인턴도 1년 가까이 하고 있는데, 기본이 안 돼 있다니. 너무 자존심 상하는 말이었다.

그런데 공주인이 날카로운 목소리로 계속 지적했다.

"명료기 몰라? 두개골 골절로 인해 뇌출혈이 생긴 경우, 사고 이후 별 증상이 없다가 갑자기 급격하게 의식 소실 및 혼수 상태로 진행할 수 있다!"

우기남이 이제야 깨달은 듯한 표정으로 말했다.

"아, 명료기! 아까 멀쩡했던 게 명료기여서 그랬던 거구나!"

두개골 골절로 인해 뇌출혈이 생겼다고 모두 다 바로 의식을 잃지는 않는다. 사고 이후 충격으로 짧은 시간 동안 의식을 잃었다가 회복되어 별 증상이 없는 경우도 있다. 그런데 그러다 갑자기 급격하게 의식이 없어지거나 혼수상태가 되는데, 이때, 앞뒤의 의식이 없어진 사이, 즉 의식 상태가 좋은 시간을 '명료기'라고 한다. 명료기에는 환자의 상태가 일시적으로 괜찮아 보이기 때문에 진단과 치료가 늦어질 위험이 있다. 그런데 우기남이 그걸 생각하지 못하고 뇌출혈 가능성을 놓친 것이다.

우기남의 반응에 공주인은 어이없는 표정으로 말했다.

"아, 명료기? 여기가 학교야? 그걸 이제 깨닫게!"

"죄송합니다."

우기남이 기가 완전히 죽어 잘못을 빌었다. 사실 공주인은 레지던트 2년 차가 되면서 후배들에게 무서운 선배로 이름을 날리고 있다. '시베리아'라는 별명으로 불리던 강훈이 미국으로 간 데다, 나선우와 이로운은 다 펠로가 되고, 또 치프 레지던트인 구해조는 성격이 밝고 착해 후배들에게 혼을 안 내니, 응급실 기강이 많이 해이해졌다.

그래서 공주인이 나서서 응급실 기강을 잡게 된 것이었다. 후배들은 이제 치프 레지던트인 구해조보다 공주인을 더 무서워하며, '공포탄'이라는 별명으로 부른다. 한때는 화려한 꾸밈새에 거침없는 행동을 해서 '공주병'이라고 불렸었는데, 1년 만에 이미지가 완전히 바뀐 것이다.

그런데 바로 그때였다.

"무슨 일이야?"

치프 레지던트 구해조였다. 우기남이 화들짝 놀라고 공주인도 표정을 굳혔다.

구해조가 다시 물었다.

"무슨 일인데, 환자들 있는데 소리를 높이냐고."

공주인이 설명했다.

"외상성 뇌출혈이 의심되는 환자가 들어왔는데, 우 선생이 놓쳐서요."

그러자 구해조가 놀라며 물었다.

"그래서 어떻게 됐어?"

"지금 CT 찍고 있어요."

공주인의 대답에 구해조가 말했다.

"결과 나오면 바로 알려 줘. 응급 수술을 해야 할 수도 있으니까."

"네, 선배."

공주인이 대답하자, 구해조는 공주인에게 눈짓하며 말했다.

"그리고 공 선생은 나 잠깐 보고."

"네."

공주인이 대답하고 구해조를 따라갔다. 구해조는 회의실에 아무도 없는 것을 확인하고, 안으로 들어갔다. 공주인이 들어와 문을 닫자, 구해조가 빙긋 웃으며 말했다.

"주인아, 너 너무 무서워."

"네? 제가요?"

공주인이 눈을 크게 뜨며 묻자, 구해조가 대답했다.

"그래, 아까 응급실 들어오는데, 완전 살벌했다니까. 간호사 님들도 다 눈치 보고 있더라고."

"아…… 그랬군요."

공주인이 그제야 상황을 파악하고 말했다. 구해조가 부드러운 목소리로 말했다.

"잘못한 것을 가르쳐 주는 건 좋은데, 너무 화는 내지 마. 환자랑 간호사님들도 계시니까. 기남이도 창피할 거 아냐."

그러자 공주인이 답답하다는 듯 말했다.

"아이참, 선배가 그렇게 다 좋게 좋게 넘어가니까 아이들이 정신을 못 차리잖아요."

공주인의 불만에도 구해조는 좋은 말로 달랬다.

"좋게 좋게 넘어가는 게 아니라, 인턴이면 아직 서툴 수밖에 없잖아."

공주인이 여전히 불만스러운 표정으로 있자, 구해조가 말을 이었다.

"내가 전문의 자격 시험 공부하느라 자리를 많이 비워서 네가 힘든 거 알아. 미안해."

구해조가 전문의 자격 시험 때문에 응급실 일을 많이 하지 못하게 되자, 공주인의 역할이 더 커졌다. 그래서 후배들이 실수를 하면, 공주인이 다 막고 있는 것을 구해조도 잘 알고 있다.

구해조의 말에 공주인도 부드러운 말투로 말했다.

"선배 때문에 그러는 게 아니라요……."

구해조가 공주인의 어깨를 토닥이며 말했다.

"알아. 여하튼 고맙고 미안하다."

그제야 공주인도 반성했다.

"큰 소리를 낸 건 저도 잘못했어요. 그건 기남이한테 사과할게요."

공주인도 참 많이 변했다. 공주병이라는 별명으로 불릴 때만 해도 모든 걸 자기 위주로 생각하는 성격이었는데, 이제는 잘못도 인정하고 잘 받아들이게 됐으니 말이다.

구해조가 생각난 듯 말했다.

"그래, 아, CT 결과 나왔겠다. 가 보자."

"네."

구해조와 공주인이 데스크로 가자, 마침 CT 결과가 나와 우기남이 보고 있었다. 구해조가 물었다.

"어때?"

우기남이 CT 영상에서 뇌출혈이 발생한 부위를 가리키며 말했다.

"뇌출혈 맞아요. 여기요."

두개골 오른쪽 옆면, 즉 측두 쪽에 골절된 선이 보이고, 그로 인해 경막 외 출혈이 발생한 것이다. 또 출혈로 인해 뇌가 꽤 많이 부은 상태였다.

경막 외 출혈은 뇌를 둘러싸고 있는 경막이라는 막의 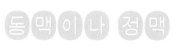에서 출혈이 발생하여, 두개골과 경막 사이의 경막 외 공간에 피가 고여 안쪽의 뇌를 압박하는 상태를 말한다. 외상에 의한 충격과 두개골 골절로 인해 경막에 혈류를 공급하는 중경막 동맥(경막과 머리뼈에 분포하는 동맥)이 찢어져 발생하는 경우가 많다.

구해조가 심각한 표정으로 말했다.

"중경막 동맥이 찢어졌네. 응급 수술 준비해. 교수님께는 내가 말씀드릴게."

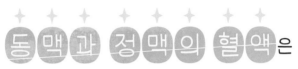

동맥과 정맥의 혈액은
색이 다르다?

손등을 보면 혈관이 보여.
그런데 혈액이 푸르게 보여.
왜 붉은색이 아닐까?

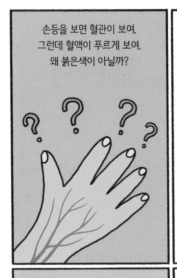

동맥은 심장에서 나가는 혈관,
정맥은 심장으로 들어오는 혈관이야.
그런데 동맥과 정맥을 흐르는
혈액은 색이 조금 달라.

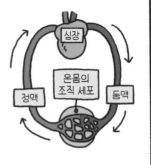

피가 붉은색을 띠는 것은 혈액 속
적혈구의 헤모글로빈 때문이야.

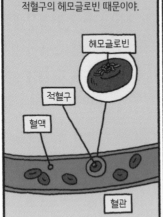

헤모글로빈은 산소와 결합하면
선명한 붉은색을 띠거든.

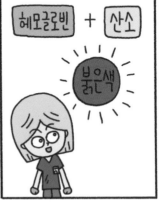

118

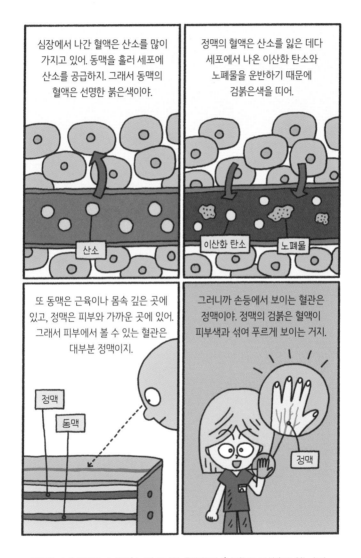

동맥의 혈액은 선명한 붉은색, 정맥의 혈액은 검붉은색이다.

공주인과 우기남이 동시에 대답했다.

"네!"

두개골의 안쪽은 뇌, 뇌척수액 그리고 일부 혈액만이 존재하는 폐쇄된 공간으로, 항상 같은 압력을 갖도록 조절되고 있다. 그런데 두개골 안쪽 공간에 출혈이 생기면, 뇌가 부으면서 뇌압이 상승해 뇌를 손상시킨다.

출혈량이 적을 때는 자연스럽게 흡수될 수 있지만, 출혈량이 많아 증상이 발생하거나 의식이 떨어지면 수술 치료를 해야 한다. 특히 동맥에서 출혈한 경우, 환자의 상태가 빠르게 악화될 수 있고, 수술을 받지 않으면 혼수상태에 빠져 사망에 이를 수 있다. 그러니 최대한 빨리 응급 수술을 해야 한다.

구해조는 곧바로 신경외과 최예민 교수에게 연락했다.

"알았어. 내려갈게."

최 교수가 대답하자, 구해조도 수술에 들어갈 준비를 했다.

잠시 후, 수술실에서는 다인이의 수술이 시작되었다. 최 교수가 능숙한 솜씨로 다인이의 두개골을 열었다. 이렇게 두개골을 절개하여 뇌를 노출시킨 상태에서 진행하는 수술을 '개두술'이라고 한다.

개두술을 할 때는 머리카락의 일부나 전부를 밀고 전신 마취를 해야 한다. 그리고 두피를 절개한 후, 특수 드릴을 이용

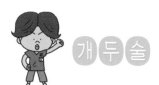

해 두개골의 일부를 잘라 낸다.

두개골이 열리자, 최 교수는 출혈 부위를 바로 찾아냈다. 구해조는 재빨리 출혈 부위를 지혈했다. 그리고 혈관 밖으로 나와 응고된 핏덩어리를 석션(흡입기)으로 살살 빼냈다.

최 교수가 말했다.

"EVD 하겠습니다."

EVD는 뇌실 외 배액술(External Ventricular Drain)의 영어 약자다. 뇌실은 뇌척수액으로 채워져 있는 뇌 안의 빈 곳으로, 그곳에 관을 삽입해서 뇌척수액을 빼내는 것이다. 뇌 안의 압력이 높아졌을 때 압력을 낮추기 위해 시행한다.

뇌척수액을 빼내고 뇌 안의 압력이 낮아지자, 최 교수가 말했다.

"닫겠습니다."

최 교수와 구해조는 잘라 낸 머리뼈를 작은 핀으로 고정시켰다. 그리고 마지막으로 구해조가 두피를 봉합했다. 다만, 골절로 금 간 것은 저절로 붙기 때문에 따로 수술하지 않는다. 그렇게 다인이의 응급 수술은 무사히 끝이 났다.

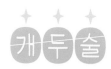

뇌는 단단한 두개골 안에 들어 있어.
그래서 뇌종양, 뇌출혈 등 뇌 질환이
생기면, 개두술을 많이 해.

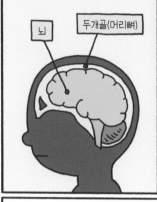

뇌

두개골(머리뼈)

개두술은 두개골을 잘라 낸 후,
뇌를 노출시킨 상태에서 하는
수술을 말해.

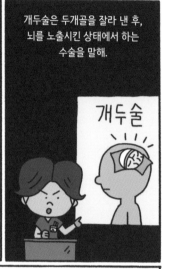

개두술

개두술은

보통 전신 마취를 하고.

두피를 절개한 후.

특수 드릴로 두개골의
일부를 잘라 내.

뇌에 필요한
수술을 하고.

잘라 낸 두개골을 원래
자리에 고정시키고.

두피를 봉합해.

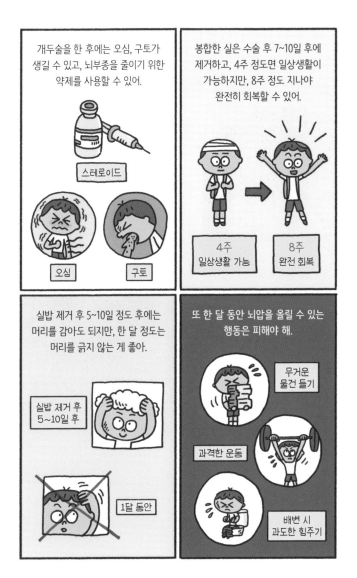

개두술을 한 후에는 오심, 구토가 생길 수 있고, 뇌부종을 줄이기 위한 약제를 사용할 수 있어.

스테로이드

오심

구토

봉합한 실은 수술 후 7~10일 후에 제거하고, 4주 정도면 일상생활이 가능하지만, 8주 정도 지나야 완전히 회복할 수 있어.

4주
일상생활 가능

8주
완전 회복

실밥 제거 후 5~10일 정도 후에는 머리를 감아도 되지만, 한 달 정도는 머리를 긁지 않는 게 좋아.

실밥 제거 후
5~10일 후

1달 동안

또 한 달 동안 뇌압을 올릴 수 있는 행동은 피해야 해.

무거운
물건 들기

과격한 운동

배변 시
과도한 힘주기

두개골을 잘라 내 뇌를 노출시켜 하는 수술

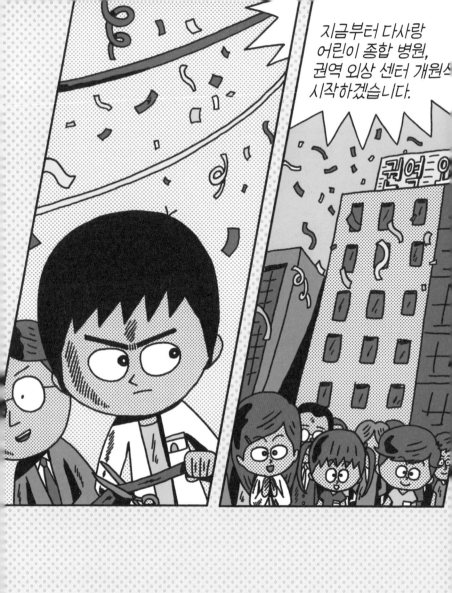

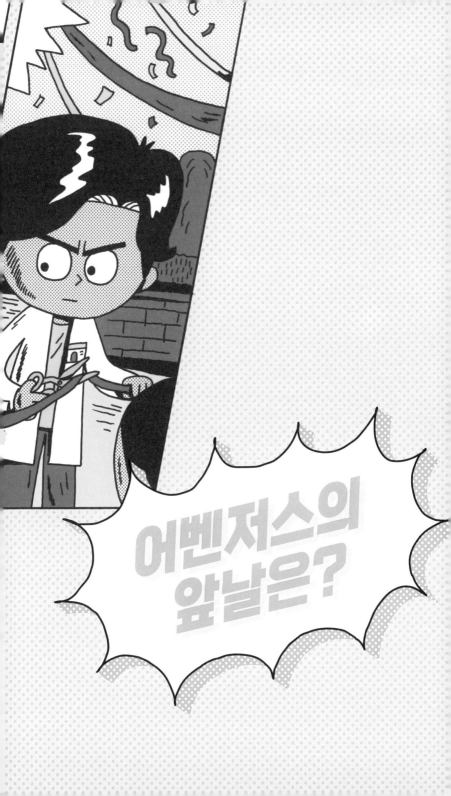

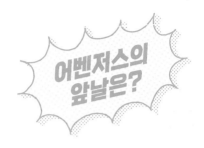

어벤저스의
앞날은?

"선배!"

구해조가 중환자실에서 일하고 있는 장하다에게 전화를 했다. 장하다는 중환자 의학과 펠로 2년 차이다.

"어, 그래. 해조야!"

장하다가 대답하자, 구해조가 설명했다.

"14세, 이름은 정다인이고요. 눈길에 미끄러져서 두개골 골절로 인한 외상성 뇌출혈이 온 환자예요. 수술 끝내고 지금 회복실에 있는데, 깨어나면 중환자실로 올라갈 거예요."

"알았어, 차트 확인하고 준비하고 있을게."

장하다가 걱정스러운 표정으로 대답하고 전화를 끊었다. 대설 경보가 내려지고 장하다도 응급실에 환자가 몰려든다는 소식을 들었다. 게다가 아직 개원식도 안 한 권역 외상 센터에도 응급 환자가 들어왔다는 소식도 들었다. 그래서 강훈이 병원에 오자마자 닥터헬기를 타고 섬까지 가서 환자를 이송해 왔다는 것도 알고 있었다. 그러니 중환자실에도 환자가 많이 들어올까 긴장하고 있던 참이었다.

장하다는 다인이의 차트를 자세히 살펴봤다. 이제 다인이는 중환자실에서 뇌압을 낮추는 약물과 뇌부종을 줄이는 약물, 항경련제와 항생제를 투약받게 된다. 그리고 CT를 찍어 더 이상 뇌에 출혈이 없는지, 뇌부종은 괜찮아졌는지 확인한 후, 일반 병실로 옮길 것이다.

1시간쯤 후, 다인이가 중환자실로 올라왔다. 다행히 의식도 회복되고 바이털도 점차 안정되고 있는 상태였다. 하지만 아직 안심할 단계는 아니다. 장하다는 다인의 상태를 면밀하게 살펴봤다. 그렇게 2시간쯤 지나자, 다인이는 혈압도 정상으로 돌아오고, 심장 박동 수도 정상이 되었다.

'이제 크게 걱정 안 해도 되겠어.'

장하다는 다인이가 안정 상태에 접어들자, 편안한 마음으로 퇴근을 했다. 그리고 막 의국에 있는 자기 방에 들어왔는데, 구해조가 다시 전화를 했다.

"선배, 정다인 환자는 좀 어때요?"

다인이의 상태가 어떤지 확인하기 위해 전화한 것이다.

"괜찮아. 걱정하지 않아도 될 것 같아."

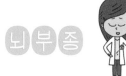

물을 많이 마시면 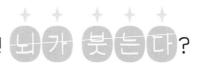?

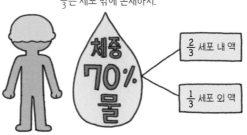

체중의 70%는 물로 이루어져 있어. 그중 $\frac{2}{3}$ 는 세포 안에 존재하고, $\frac{1}{3}$ 은 세포 밖에 존재하지.

$\frac{2}{3}$ 세포 내 액

$\frac{1}{3}$ 세포 외 액

물을 마시면 세포 안과 밖이 서로 균형이 맞아야 하는데, 세포 안의 물이 너무 많으면 세포가 붓게 돼.

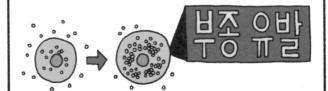

그런데 뇌도 세포로 이루어져 있어. 그래서 물을 너무 빨리, 많이 마시면 뇌세포도 붓는 거지.

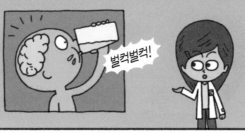

벌컥벌컥!

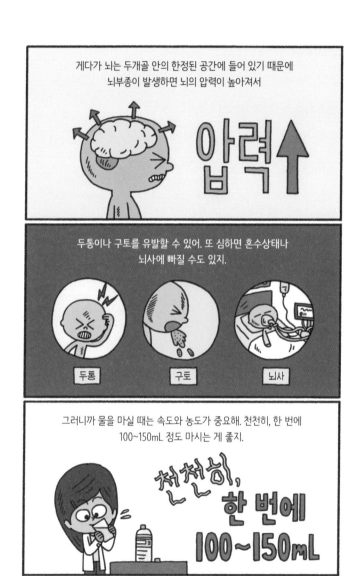

게다가 뇌는 두개골 안의 한정된 공간에 들어 있기 때문에 뇌부종이 발생하면 뇌의 압력이 높아져서

압력↑

두통이나 구토를 유발할 수 있어. 또 심하면 혼수상태나 뇌사에 빠질 수도 있지.

두통

구토

뇌사

그러니까 물을 마실 때는 속도와 농도가 중요해. 천천히, 한 번에 100~150mL 정도 마시는 게 좋지.

천천히, 한 번에 100~150mL

많은 양을 빠르게 마시면 뇌부종이 발생할 수 있다.

장하다의 말에 구해조도 안도하며 말했다.

"다행이네요."

그러더니 이내 생각난 듯 물었다.

"맞다, 선배는 강훈 선배 오는 거 알고 있었다면서요?"

장하다가 웃으며 말했다.

"하하. 미안, 훈이가 말하지 말라고 해서."

"그래서 강훈 선배 오니까 좋아요?"

구해조가 장난스럽게 묻자, 장하다가 받아쳤다.

"그럼 엄청 좋지. 하하."

왜 안 좋겠는가. 강훈이 미국에 갈 때 장하다도 가고 싶었지만 가지 못했다. 할머니와 동생 하니를 두고 갈 수는 없었기 때문이다. 좋아하는 강훈과 멀리 떨어져 있자니 강훈이 보고 싶을 때도 많았다. 무엇보다 강훈이 언제 한국으로 돌아올지 알 수 없다는 것이 더 힘들었다.

그런데 강훈이 권역 외상 센터의 응급 의학과 전문의로 오라는 제안을 받았다는 소식을 듣자, 정말 뛸 듯이 기뻤다. 하지만 강훈의 앞날을 위해서는 미국에서 공부를 더 하는 것이 낫지 않을까 하는 생각에 그저 강훈이 원하는 대로 하라는 말만 했다.

다행히 강훈이 권역 외상 센터로 오고 싶다고 했고, 장하다는 마음이 놓였다. 다시 강훈을 매일 보며 지낼 수 있다는 것만으로도 행복했다.

장하다가 너스레를 떨더니, 구해조에게 물었다.

"공부는 잘되고 있니?"

구해조가 대답했다.

"잘되긴요. 그냥 하고 있죠. 오늘도 권역 외상 센터 환자에, 응급실 환자까지, 정신 없었어요."

아침에 소중애 수간호사와 잠깐 차 한잔 마시려고 갔다가 갑자기 강훈이 등장하고, 또 갑자기 환자를 이송하고 수술하게 되는 바람에 그걸 도와주느라 바빴다. 그 일이 끝나자, 눈이 너무 많이 와서 응급실도 난리가 났다는 소리를 들으니, 모른 척 공부만 하고 있을 수는 없었다. 그래서 응급실에 내려갔더니, 공주인이 우기남을 혼내고 있었고, 다인이의 응급 수술까지 들어가게 된 것이다. 구해조에게는 정말 바빠도 너무 바쁜 하루였다.

구해조의 말에 장하다가 펄쩍 뛰며 말했다.

"안 돼. 공부 열심히 해서 전문의 자격 시험에 꼭 붙어야 해. 선우가 지금 얼마나 기대를 하고 있는데."

구해조가 잠시 의아해하더니, 이내 알아차리고 말했다.

"나 선배가요? 아, 그거요!"

지난 , 나선우가 구해조에게 고백을 하려는데, 구해조가 먼저 고백하며 한 말이 있었다.

'저도 선배를 좋아하게 됐어요. 하지만 지금 사귈 마음은 없어요.'

그러나 레지던트 끝나고 전문의를 따면, 그때는 사귈 수 있다고 했던 것이다. 그래서 나선우는 지금도 구해조가 전문의를 따기만을 손꼽아 기다리고 있다.

"그래, 너 떨어지면, 너보다 선우가 더 실망할걸. 물론 떨어질 일은 없겠지만 말이야."

장하다의 말에 구해조가 아침에 한 말을 기억하고 말했다.

"그렇지 않아도 강 선배가 권역 외상 센터로 온 것을 보고 저도 다짐했어요. 전문의 자격 시험에 꼭 붙어서 권역 외상 센터에 들어가겠다고요."

"오, 그래! 그럼 되겠네."

장하다가 반기며 말했다. 그런데 그때, 어벤저스 단체 채팅방에 나선우의 문자가 올라왔다.

강훈 선배가 보고 싶은 사람은 의국으로~.

그러자 공주인이 제일 먼저 댓글을 달았다.

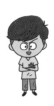

갈게요!

　응급실에서 당직을 하느라 강훈이 왔다는 소식을 듣고도 보러 가지 못했기 때문이다. 이제 환자도 많이 줄었고, 당직도 끝났으니 보러 가려는 것이다. 다른 아이들도 모두 의국으로 가겠다는 문자를 보냈다.

　공주인은 곧바로 올라갈 준비를 했다.

　"김미리 환자는 엑스레이 결과를 잘 확인하고, 송서현 환자는 수액 다 맞으면 퇴원해도 됩니다."

　현재 응급실에 있는 환자들을 돌보며 주의해야 할 점을 다음 당직들에게 알려 주었다.

　"네, 선배!"

　인턴과 레지던트들이 대답했다. 그런데 모두 긴장한 표정으로, 분위기가 좀 어색했다. 아까 우기남이 공주인에게 엄청 혼났다는 이야기를 전해 듣고 모두 공주인의 눈치만 보고 있었다. 혹시나 자신들에게 불똥이 떨어질까 걱정하고 있는 것이다. 공주인은 전달 사항을 다 알려 주고 인사했다.

　"그럼 수고해요."

　공주인의 말이 끝나자, 모두 고개 숙여 인사했다.

　"고생하셨습니다, 선배님."

겨울철 건강 관리 팁

겨울에는 강추위가 이어져 기온이 뚝 떨어지면, 저체온증, 동상 등
한랭 질환에 걸릴 수 있어.

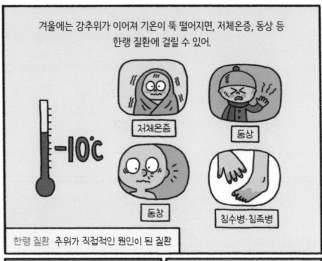

저체온증

동상

동창

침수병·침족병

한랭 질환 추위가 직접적인 원인이 된 질환

그러니까 겨울철에는 건강 관리에
특히 주의해야 해.

신체 적응력이
떨어지기 때문이지.

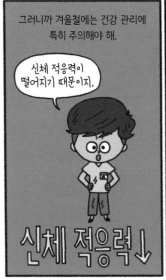

신체 적응력↓

실내 온도는 난방을 해서
적정 온도로 유지하고, 내복이나
조끼를 입는 게 좋아.

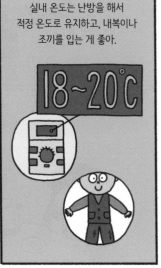

18~20℃

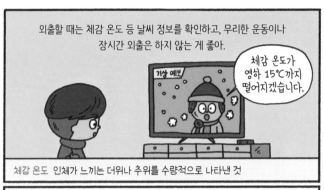

외출할 때는 체감 온도 등 날씨 정보를 확인하고, 무리한 운동이나
장시간 외출은 하지 않는 게 좋아.

체감 온도가
영하 15℃까지
떨어지겠습니다.

체감 온도 인체가 느끼는 더위나 추위를 수량적으로 나타낸 것

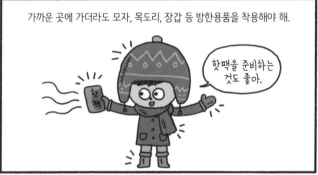

가까운 곳에 가더라도 모자, 목도리, 장갑 등 방한용품을 착용해야 해.

핫팩을 준비하는
것도 좋아.

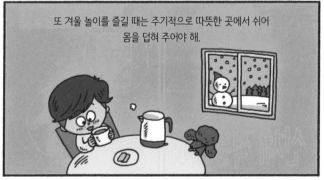

또 겨울 놀이를 즐길 때는 주기적으로 따뜻한 곳에서 쉬어
몸을 덥혀 주어야 해.

실내 적정 온도를 유지하고, 방한용품을 착용한다.

그러고 나니 공주인은 구해조에게 들은 말도 있고 해서 우기남에게 미안하다는 말을 해야겠다는 생각이 들었다. 그래서 우기남을 찾았더니, 간호사들과 모여 이야기를 하고 있었다. 그런데 우기남은 언제 혼났냐는 듯 기분이 좋아 보였다.

공주인은 좀 어이가 없었다.

'넌 맨날 뭐가 그렇게 좋냐!'

우기남은 남들 웃기는 걸 좋아해서 맨날 개그를 한다. 그래서 개그맨이 되고 싶었는데, 개그보다는 공부에 소질이 있어 의사가 되어 버린 케이스라고나 할까. 문제는 개그 본능이 시도 때도 없이 불쑥불쑥 터져 나온다는 것이다. 분위기도 파악하지 못하고 웃기려는 버릇 때문에 오히려 분위기를 썰렁하게 만드는 능력이 있다. 그래서 별명도 '썰렁맨'이다.

지금도 다른 사람들은 다 공주인의 눈치를 보고 있는데, 정작 당사자인 우기남은 개의치 않고 개그를 하고 있으니 말이다.

'혼난 건 벌써 다 잊어버렸나 보네.'

우기남은 공주인에게 혼날 때만 주눅 들어 있지, 금방 또 헤헤거리며 다닌다. 성격이 좋아 그런 것인지, 아니면 생각이 없어 그런 것인지, 알 수가 없다. 여하튼 공주인은 우기남에게 사과할 마음이 싹 사라져 버렸다.

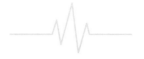

공주인은 강훈을 만나자마자 입술을 삐죽 내밀며 말했다.

"너무해. 나한테도 비밀로 하고."

강훈과 공주인은 어렸을 때부터 친한 사이로, 공주인은 강훈을 오랫동안 짝사랑하다가 마음을 바꿨다. 강훈이 장하다와 사귄다는 것을 알고 처음에는 어깃장을 놓기도 했지만, 장하다의 착한 마음에 감동해 인정하기로 한 것이다. 그리고 지금은 동기인 차인하와 서로 좋아하고 있다. 그렇지만 강훈을 친오빠처럼 생각하고 있는 공주인으로서는 강훈이 자신한테까지 비밀로 한 것이 서운했다.

강훈이 미안해하는 표정으로 말했다.

"서프라이즈를 한 거라니까. 나 왔다는 소리 듣고 깜짝 놀라지 않았어?"

"놀라면 뭐 해. 응급실 당직 서느라 이제야 만났는데."

공주인이 어리광을 부리듯 말하자, 강훈이 달랬다.

"이제라도 봤으니 됐잖아."

"그래, 뭐. 왔으니 용서해 줄게."

공주인이 인심 쓰듯 말하자, 강훈이 장난스레 인사했다.

"감사합니다, 공주님."

강훈의 너스레에 모두 웃음이 터졌다.

"하하."

그러자 이로운이 장난스러운 표정으로 말했다.

"주인이 별명 바뀐 거 모르세요? 공주병이 아니라, 공포탄이에요. 후배들한테 얼마나 군기를 잡는지, 언제 터질지 모른다고 해서요."

"공포탄? 푸하하!"

강훈이 재밌다는 듯 웃자, 공주인이 이로운에게 을 흘기며 말했다.

"선배!"

"왜, 사실이잖아."

이로운이 웃으며 말하자, 강훈이 물었다.

"왜 그렇게 무섭게 굴어?"

그러자 공주인이 강훈 탓을 했다.

"오빠한테 배운 거지. 시베리아! 으, 추워."

강훈이 워낙 냉철하고 무서운 선배라 별명이 시베리아였던 것으로 장난을 치는 것이다. 공주인의 말과 행동에 아이들은 또 웃음이 터졌다.

"하하."

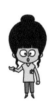

오랜만에 만나니, 할 말도 많고, 무슨 말을 해도 재미있다. 그런데 그때, 나선우가 문득 생각난 듯 말했다.

"그나저나 천재수, 진짜 왕재수 아니에요?"

나선우의 말에 구해조가 생각난 듯 말했다.

"맞다, 재수 별명이 왕재수였죠!"

천재수의 학교 다닐 때의 별명은 '왕재수'였다. 타고난 천재라 워낙 머리 회전이 빠르고, 스스로도 자신이 천재인 것을 너무 잘 알았다. 또 주변에서 자꾸 천재라고 추켜세우니, 하는 말과 행동이 거만하기 이를 데 없었다. 그래서 최고로 재수 없다는 뜻으로 왕재수라고 불렀던 것이다.

그러자 공주인이 오늘 어떤 일이 있었는지 몰라 의아한 표정으로 물었다.

"재수 선배가 왜요?"

구해조가 설명했다.

"천재수가 권역 외상 센터 외상 외과 전문의이자, 팀장으로 왔거든."

그리고 오늘 있었던 일을 자세하게 이야기해 주었다. 공주인이 눈이 동그래지며 물었다.

"정말 재수 선배가 훈이 오빠한테 그렇게 말했다고요?"

나선우가 기막히다는 듯 대답했다.

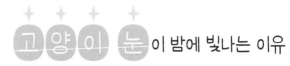
고양이 눈이 밤에 빛나는 이유

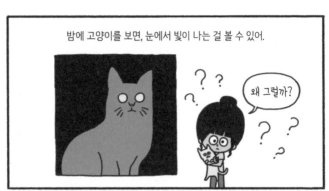
밤에 고양이를 보면, 눈에서 빛이 나는 걸 볼 수 있어.

왜 그럴까?

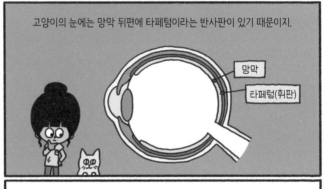
고양이의 눈에는 망막 뒤편에 타페텀이라는 반사판이 있기 때문이지.

망막

타페텀(휘판)

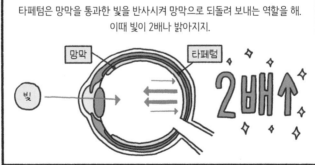
타페텀은 망막을 통과한 빛을 반사시켜 망막으로 되돌려 보내는 역할을 해.
이때 빛이 2배나 밝아지지.

망막

타페텀

빛

2배↑

140

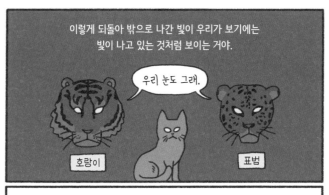

이렇게 되돌아 밖으로 나간 빛이 우리가 보기에는
빛이 나고 있는 것처럼 보이는 거야.

우리 눈도 그래.

호랑이

표범

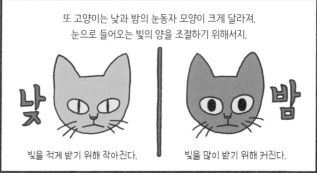

또 고양이는 낮과 밤의 눈동자 모양이 크게 달라져.
눈으로 들어오는 빛의 양을 조절하기 위해서지.

낮

밤

빛을 적게 받기 위해 작아진다.

빛을 많이 받기 위해 커진다.

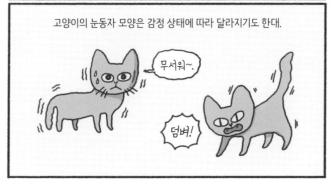

고양이의 눈동자 모양은 감정 상태에 따라 달라지기도 한대.

무서워~.

덤벼!

망막 뒤에 타페텀이라는 반사판이 있기 때문이다.

"그래, 자신이 외상 외과 전문의이고 팀장이니까 선배는 빠지고 내가 알아서 하겠다고 했다니까."

강훈이 겸연쩍은 표정으로 말했다.

"빠지라고까지는 하지 않았지."

"그게 그 말이죠. 그리고 해조한테는 자기는 펠로 2년 차니까 반말하지 말라고 했잖아요. 동기인 데다 나이도 같은데 말이에요"

"헐!"

공주인이 어이없는 표정으로 말하자, 장하다가 천재수의 심정을 헤아리며 말했다.

"재수 말이 다 틀린 건 아닌 것 같아. 센터가 개원도 안 한데다 팀장도 없는데 환자를 받았으니, 기분 나빴을 수 있지 않을까?"

공주인이 답답하다는 듯 말했다.

"아이참, 선배는 강 선배 편을 들어줘야죠."

그러자 강훈이 손사래를 치며 말했다.

"편은 무슨. 됐어, 이제 그 이야기는 그만하자."

솔직히 강훈도 아까의 일로 하루 종일 기분이 좋지 않았다. 하지만 지난 일을 자꾸 거론해 아이들 사이에 분란이 생기는 것은 원치 않았다.

나선우가 주장했다.

"중증 환자를 치료하려면 팀워크가 가장 중요하잖아요. 그러니까 저는 선배가 팀장을 해야 한다고 생각해요."

팀워크는 팀원들이 서로 마음을 모아 협동하는 것을 말한다. 중증 외상 환자들은 생명이 위급한 환자가 대부분이기 때문에 권역 외상 센터의 전문의들은 함께 의논하고 협동하며 환자를 치료한다. 그만큼 팀워크가 중요한 것이다.

"저도요."

이로운도 동의했다. 그런데 바로 그때였다.

"모두 여기 있었네요!"

갑작스러운 목소리에 모두 놀라 돌아보니, 천재수가 떡하니 서 있는 것이 아닌가. 장하다가 벌떡 일어나 반기며 인사했다.

"재수야, 오랜만이다!"

천재수가 장하다에게 고개 숙여 인사했다.

"잘 지내셨어요, 선배!"

천재수는 학교 다닐 때부터 장하다의 말을 잘 들었다. 장하다가 착하고 후배들한테 잘해 주었기 때문이다. 공주인도 인사했다.

"안녕하세요, 선배?"

천재수가 씩 웃으며 인사했다.

"주인이구나! 잘 지냈지?"

"네."

공주인이 대답했다. 그런데 다른 아이들은 서로 난처한 눈빛을 주고 받았다. 천재수에 대해 이야기하고 있었는데, 갑자기 나타났으니, 혹시 그 말을 들었나 싶어서였다. 아니나 다를까 천재수가 굳은 표정으로 말했다.

"그런데 오해가 있는 것 같아서 하는 말인데, 팀장은 제가 하겠다고 한 거 아니에요."

아이들이 하는 말을 다 들은 것이다. 뒷담화를 하다 들켰으니 아이들은 창피하고 민망한 마음에 얼굴이 빨개졌다. 천재수가 말을 이었다.

"병원장님이 팀장을 꼭 맡아 달라고 해서 어쩔 수 없이 맡은 거라고요. 그리고 수술도 제가 외상 전문의인데, 당연히 제가 해야 하는 거 아닌가요?"

장하다가 얼른 천재수를 달랬다.

"그렇지, 그냥 갑작스럽게 일이 벌어지니까 모두 당황해서 그런 거야."

하지만 나선우는 다른 의견을 냈다.

"그래, 수술은 그렇다 쳐도, 팀장은 거절할 수 있었던 거 아냐? 강 선배가 있는데?"

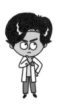

144

선배인 강훈이 함께 일한다는 것을 알았으면, 아무리 병원
장이 팀장을 맡으라고 해도 사양해야 하지 않았냐는 말이다.
그러자 천재수가 당돌한 목소리로 말했다.

"왜요? 똑같은 펠로 2년 차잖아요. 그럼 문제 없는 거 아닌
가요?"

"어린이 의사 양성 프로젝트 기수는 후배잖아요."

공주인이 따지고 들자, 강훈이 낮지만 단호한 목소리로 말
했다.

"그만해. 난 처음부터 팀장을 할 생각도 없었고, 이미 결정
된 걸 뒤집을 생각도 없어."

그러자 아이들이 모두 입을 다물었다. 역시 강훈의 카리스
마는 대단하다. 말 한마디로 상황을 한번에 정리하니 말이다.
천재수가 억울하다는 듯 말했다.

"거봐요, 괜히 왜 저한테만 뭐라고 그래요?"

장하다가 미안한 마음에 말했다.

"아니, 뭐라고 그러는 게 아니라……."

그런데 강훈이 벌떡 일어나며 말했다.

"그만하자니까."

그러더니 짐을 챙기며 말했다.

"미안해. 오늘 좀 피곤하네. 먼저 들어갈게."

조선 시대에도 외과 의사가 있었을까?

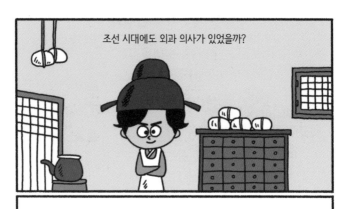

조선 시대에도 외과 의사가 있었을까?

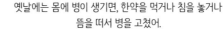

옛날에는 몸에 병이 생기면, 한약을 먹거나 침을 놓거나
뜸을 떠서 병을 고쳤어.

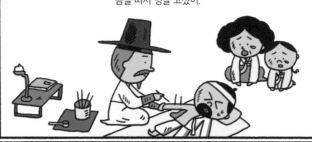

그런데 조선 명종 때 쓰여진 《치종지남》이라는 책에는 종기에 대한
외과적인 수술 방법, 처방 방법 등이 자세히 쓰여 있어.

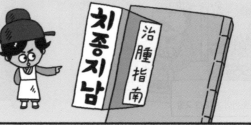

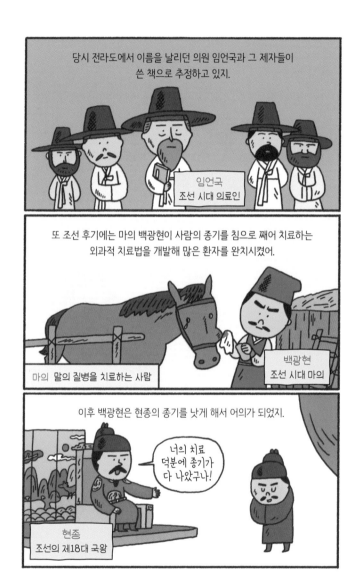

임언국, 백광현 등이 있었다.

모두 미안한 표정으로 벌떡 일어났다. 강훈의 편을 들어준다는 것이 오히려 강훈을 불편하게 만든 것이다. 아이들은 어떻게 해야 할지 몰라 어색한 눈빛만 교환했다. 아까도 그렇고, 지금도 그렇고, 천재수가 나타나기 전에는 즐겁고 화기애애한 분위기였는데, 천재수만 나타나면 불편해지니 말이다.

장하다가 가라앉은 분위기를 띄우려고 말했다.

"그래, 오늘은 다들 일이 많았으니까 헤어지고, 다음에 환영 파티를 하자. 훈이도 왔고, 재수도 왔으니까."

구해조가 얼른 장하다의 말에 동의했다.

"오, 좋아요. 환영 파티 멋지게 해요."

"그래, 그럼 내일 보자."

강훈이 인사하고 먼저 가자, 모두 인사했다.

"내일 봬요."

그렇게 오랜만의 만남은 어색한 분위기로 끝이 났다. 나선우가 방으로 가며 이로운에게 말했다.

"앞으로 어떡하냐?"

"어떡하긴. 선배가 괜찮다는데 우리가 더 이상 뭐라 할 수도 없잖아."

나선우가 한숨을 쉬며 말했다.

"그건 그렇지."

하지만 걱정스러운 마음은 여전했다.

그리고 이틀 후, 드디어 권역 외상 센터가 문을 열게 되었다. 강훈과 천재수뿐 아니라, 나선우, 이로운도 행사에 꼭 참석하라는 병원장의 명령이 떨어졌다. 개원식에는 다사랑 어린이 종합 병원 관계자뿐 아니라, 정부와 국내 의료계의 많은 분들이 초대되었다.

개원식이 시작되길 기다리고 있는데, 이로운이 몸을 부르르 떨며 말했다.

"으, 춥다!"

겨울이라 날이 엄청 추운데, 밖에서 개원식을 하니 추울 수밖에. 게다가 이로운은 얇은 의사 가운에 스웨터 하나만 걸치고 나온 것이었다. 나선우는 코트를 입고 나왔는데 말이다.

나선우가 주머니에서 핫팩을 꺼내 주며 말했다.

"그러니까 옷 좀 따뜻하게 입고 나오지."

"의국에 올라가기 귀찮아서 그냥 나왔지. 헤헤."

이로운이 핫팩을 받으며 말했다. 따뜻한 핫팩을 손에 쥐자, 이로운은 금방 몸이 따뜻해지는 것 같았다.

그런데 그때, 사회자가 개원식의 시작을 알렸다.

"지금부터 다사랑 어린이 종합 병원, 권역 외상 센터 개원식을 시작하겠습니다."

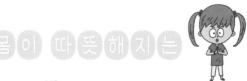

몸을 따뜻하게 하는 음식

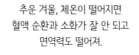

추운 겨울, 체온이 떨어지면
혈액 순환과 소화가 잘 안 되고
면역력도 떨어져.

에취!

그러니까 몸을 따뜻하게
해 주는 음식을 먹어야 건강하게
보낼 수 있어.

어떤 음식들이
있을까?

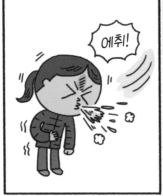

단호박은 항산화 성분이 풍부해
혈액 순환을 돕고 체온을
유지하는 데 도움을 줘.

단호박

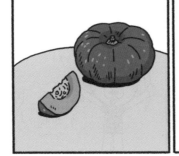

밤은 소화기 건강에 도움을 주고
손발이 차가운 것을 완화시키는 데
효과적이야.

밤

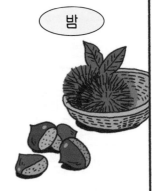

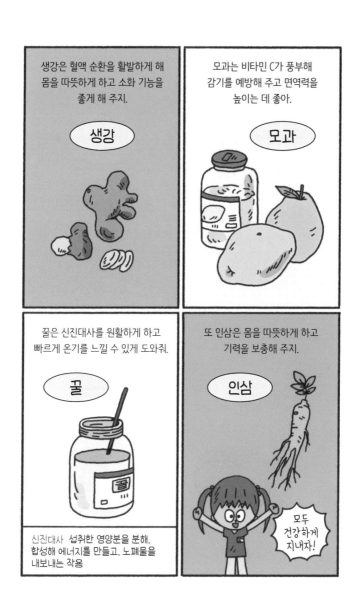

단호박, 밤, 생강, 모과, 꿀, 인삼 등

곧이어 병원장이 개회사를 했다. 병원장은 권역 외상 센터의 설립 과정에 대해 자세히 설명하고, 마지막으로 다짐했다.

"우리나라, 아니 세계 최고의 권역 외상 센터가 되도록 최선을 다하겠습니다."

"와!"

모두 박수를 치며 환호했다. 다음 순서로 테이프 커팅식이 진행되었고, 병원장과 몇몇 내빈들 그리고 강훈과 천재수가 나섰다. 병원장이 큰 소리로 외쳤다.

"다사랑 어린이 종합 병원, 권역 외상 센터, 파이팅!"

"파이팅!"

모두의 외침과 함께 테이프를 잘랐다. 드디어 권역 외상 센터가 정식으로 개원한 것이다. 그나저나 시작부터 삐그덕대니, 앞으로 아이들은 어떻게 될까? 서로 마음을 모아 환자를 잘 치료할 수 있을까? 그래서 정말 아이들의 바람대로 의사 어벤저스의 새 역사를 쓸 수 있을까?

어린이 종합 병원 응급 센터와 권역 외상 센터, 그곳엔 아주 특별한 의사들이 있다!

진정한 의사로 거듭나는
의사 어벤저스의 멋진 활약이 펼쳐진다.

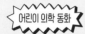

어린이 의학 동화

의사 어벤저스

의사 어벤저스 시리즈는 계속됩니다!

글 고희정 ✦ 그림 조승연 ✦ 감수 류정민